常见病防治一本通

张银萍 · 主编

TOUTONG
FANGZHI
YIBENTONG

头痛

防治一本通

 化学工业出版社

· 北京 ·

本书收载了大量有助于防治头痛的药茶、药粥、药汤以及保健菜肴，介绍了饮食疗法、药茶疗法、拔罐疗法、艾灸疗法、刮痧疗法、躯体按摩疗法、手部按摩疗法、足部按摩疗法、耳穴按摩疗法、针刺疗法、耳穴疗法、熏洗疗法、运动疗法、药枕疗法、心理疗法、音乐疗法、气功疗法、贴敷疗法、梳头疗法等，添加了大量图片。本书语言通俗易懂，深入浅出，在选方用药上突出"简、便、廉"的特色，力求疗效可靠，适合普通家庭配方使用。

本书适合于头痛患者自疗与家庭保健，也可供基层医务人员和医学生阅读参考。

图书在版编目（CIP）数据

头痛防治一本通 / 张银萍主编 . —北京：化学工业出版社，2016.3
（常见病防治一本通）
ISBN 978-7-122-26270-7

Ⅰ．①头… Ⅱ．①张… Ⅲ．①头痛－防治 Ⅳ．① R741.041

中国版本图书馆 CIP 数据核字（2016）第 026060 号

责任编辑：张　蕾　　　　　　　　　　　装帧设计：史利平
责任校对：宋　夏

出版发行：化学工业出版社（北京市东城区青年湖南街 13 号　邮政编码 100011）
印　　装：大厂聚鑫印刷有限责任公司
710m×1000mm　1/16　印张 15$\frac{1}{2}$　字数 263 千字　2017 年 1 月北京第 1 版第 1 次印刷

购书咨询：010-64518888（传真：010-64519686）　　售后服务：010-64518899
网　　址：http://www.cip.com.cn
凡购买本书，如有缺损质量问题，本社销售中心负责调换。

编写人员名单

主　　编　张银萍

编写人员　（按姓氏笔画排列）

王　慧　　王月莹　　齐丽娜　　李　丹

李　瑞　　李春娜　　李慧婷　　杨卓伊

肖梦雅　　张　彤　　张　健　　张　璐

张晓丹　　张银萍　　张耀元　　赵　蕾

赵春娟　　姜鸿昊　　韩艳艳　　雷　杰

潘家栋

前言
PREFACE

　　随着社会的发展、人们生活水平的提高，头痛的发病率也开始直线上升，给患者的正常工作和生活都带来了极大的不便及困扰。很多患者千方百计地求医问药，力图能够早日战胜疾病，恢复健康。而现如今开展家庭自疗，为当前医学发展的一个趋势，只要自己懂得一定的医疗常识，在医生的指导下，就可以进行自我防治，使疾病及时得到预防和治疗，这样既省事、省时，免去一些去医院的诸多烦恼，又减轻了自己的经济负担。

　　本书收载了大量有助于头痛防治的药茶、药粥、药汤以及保健菜肴，介绍了饮食疗法、药茶疗法、拔罐疗法、艾灸疗法、刮痧疗法、躯体按摩疗法、手部按摩疗法、足部按摩疗法、耳穴按摩疗法、针刺疗法、耳穴疗法、熏洗疗法、运动疗法、药枕疗法、心理疗法、音乐疗法、气功疗法、贴敷疗法、梳头疗法等，并且全书添加大量图片，这些均有助于更好地进行头痛的自我防治。本书语言通俗易懂，深入浅出，在选方用药上突出"简、便、廉"的特色，力求疗效可靠，适合普通家庭配方使用。

　　本书适合于头痛患者自疗与家庭保健，也可供基层医务人员和医学生阅读参考。

　　由于笔者水平及掌握的资料有限，尽管尽心尽力，但错误及不当之处在所难免，敬请广大读者批评指正，以便及时修订与完善。

编者

2016 年 10 月

目录
CON ENTS

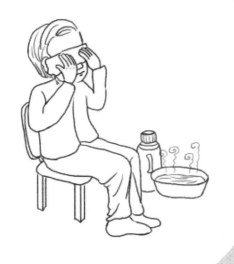

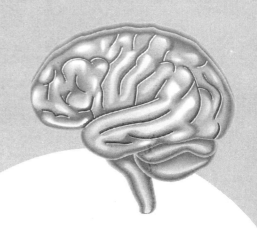

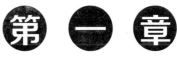

第 一 章
头痛的
基本知识

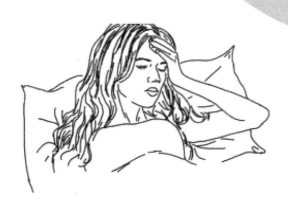

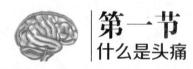

第一节
什么是头痛

疼痛指的是体内外伤害性或潜在伤害性刺激所产生的主观体验，并伴随躯体运动、自主神经以及情绪反应。疼痛相当于人体的一个报警系统，每当疼痛来临时可能预示着或大或小的麻烦，以及时提醒人们注意并且做出适当的反应，同时还能激起一系列客观的具有保护性的躯体和内脏反应活动。当然，一旦疼痛过度也会对机体产生相反的作用。因此说，疼痛不单是一种感觉，而是人类及动物机体内具有防卫性的一种复杂而完整的现象。

头痛（图1-1）为最常见的临床症状之一，不是一种单独的疾病，许多疾病都可引起头痛。各种产生疼痛的刺激因素（如化学、物理、机械因素）产生的刺激，可以广泛分布在皮肤、黏膜、肌肉、关节、血管以及硬脑膜等处的神经末梢痛觉感受器，由此而产生的冲动沿着脑神经、颈神经等传入神经纤维直到大脑皮质的特定区域，由大脑皮质经过综合分析以后产生疼痛的感觉。头痛常伴有一定的情感反应，其反应程度个体之间差异较大。头痛是伤害性刺激作用于机体所产生的主观感受，其疼痛部位在眉棱至颈枕之间。导致头痛的原因是多种多样的，头痛可以是急性全身性感染或者颅内感染、头部外伤、颅内肿瘤、严重高血压、脑出血、严重的脑缺血、蛛网膜下腔出血、脑缺氧以及眼、耳、鼻、鼻旁窦、牙齿、口腔、咽喉等许多疾病的常见症状。但大部分头痛患者是肌紧张性头痛、血管性头痛或者未能发现器质性病因的头痛。

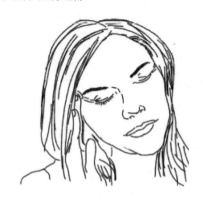

图1-1 头痛

头部和面部发生的疼痛都可以称为头痛，因为对头痛患者来说，从眉毛向上到后枕部区域内发生的头痛与面部发生的疼痛往往同时存在，不易截然分开。由于导致头痛的原因十分复杂，头痛发作的形式也是多种多样的，有时头痛症状可以是某种疾病的主要特征或者危险信号，而有时则可能是某些疾病的并发症。在某些情况下，头痛可以同全身疾病有关。可以说，从普通的伤风感冒到颅内外各种疾病，包括如脑卒中、脑肿瘤等严重疾病都可以引发头痛。因此，对头痛必须引起足够的重视。

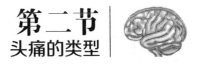

第二节
头痛的类型

（一）病因分类法

（1）颅内病变

① 颅内感染性疾病：如脑膜炎、脑膜脑炎、脑脓肿、脑炎、蛛网膜炎、脑寄生虫病、脑型疟疾等。

② 颅内血管性疾病：如急性脑血管疾病（脑出血、脑动脉血栓形成、蛛网膜下腔出血、脑栓塞）、脑供血不足、高血压脑病、颅内动脉瘤血管畸形、风湿性脑动脉炎等。

③ 颅内占位性病变：脑肿瘤、脑结核瘤、颅内转移瘤、颅内白血病浸润等。

④ 血管性头痛：如偏头痛及丛集性头痛等。

⑤ 头痛型癫痫。

⑥ 其他因素：如外伤、脑震荡、脑挫裂伤、脑内血肿、硬膜下血肿、脑外伤后遗症、腰椎麻醉后头痛等。

（2）颅外病变

① 颅骨疾病：如颅底凹入症、颅骨肿瘤、畸形性骨炎、颅骨骨髓炎等。

② 神经痛：如三叉神经痛、亨特神经痛以及枕神经痛等。

③ 颞动脉炎（巨细胞性动脉炎）。

④ 肌收缩性头痛（紧张性头痛）。

⑤ 鼻源性头痛。

⑥ 眼源性头痛。

⑦ 颈椎病性头痛。

⑧ 齿源性头痛。

（3）全身性头痛

① 急性感染：如流感、伤寒、疟疾以及钩端螺旋体病等。

② 心血管疾病：充血性心力衰竭、高血压、慢性肺心病等。

③ 中毒：植物毒、工业品、酒精、有机农药中毒等。

④ 其他：低血糖、尿毒症、肺性脑病、贫血、真性红细胞增多症、低氧血症、更年期综合征、月经期头痛、夏季头痛、中暑等。

（4）神经官能症

① 神经衰弱。

② 癔症。

（二）国际分类法

2003 年，在罗马召开的第十一届国际头痛学会发表了国际头痛分类修订版。2004 年，以 ICHD Ⅱ 为名发表于 Cephalalgia 杂志。同时 ICHD Ⅱ 有一个附录，在附录里列出了一些新的病态（亚型派生型）。

（1）原发性头痛

① 偏头痛。

② 紧张型头痛。

③ 丛集性头痛和其他三叉自主神经性头痛。

④ 其他原发性头痛。

（2）继发性头痛

① 因头颈部外伤的头痛。

② 因头颈部血管病变的头痛。

③ 因非血管性颅内病变的头痛。

④ 因物质或其戒断的头痛。

⑤ 因感染的头痛。

⑥ 因内环境稳态失衡的头痛。

⑦ 因颅、颈、眼、耳、鼻、鼻窦、齿、口以及其他面、颅组织病变的头痛及面痛。

⑧ 因精神疾病的头痛。

（3）颅神经痛、中枢性原发面痛以及其他头痛

① 颅神经痛、中枢性面痛。

② 其他头痛、颅神经痛、中枢性或原发性面痛。

附录：

A1. 偏头痛

A1.1 无先兆偏头痛

A1.1.1 无先兆的单纯月经时偏头痛

A1.1.2 无先兆的月经相关偏头痛

A1.1.3 无先兆的非月经时偏头痛

A1.2.7 偏头痛先兆持续状态

A1.3.4 小儿交替性偏瘫

A1.3.5 良性发作性斜颈

A2. 紧张型头痛

A3. 丛集性头痛和其他三叉神经性头痛

A3.3 伴头部自主神经症状的短暂单侧神经痛样头痛发作（SUNA）

A3.3.1 反复性 SUNA

A3.3.2 慢性 SUNA

A6. 因头颈部血管病变的头痛

A6.5.6 颈内动脉痛

A6.8 血管病变后慢性头痛

A7. 因非血管性颅内病变的头痛

A7.9.1 放疗术后头痛

A7.9.2 电休克疗法（ECT）后头痛

A7.10 颅内疾病后慢性头痛

A8. 因物质或其戒断的头痛

A8.5 物质暴露后慢性头痛

A9. 因感染的头痛

A9.1.6 因颅内占位性感染性病变或病原体侵袭的头痛

A9.1.7 因颅内寄生虫侵袭的头痛

A9.4.2 非细菌感染后慢性头痛

A10. 因内环境稳态失衡的头痛

A10.7.1 因其他代谢性或全身性疾病的头痛

A10.8 内环境稳态失衡后慢性头痛

A11. 因颅、颈、眼、耳、鼻、鼻窦、齿、口以及其他面、颅组织病变的头痛或面痛

A11.5.1 鼻黏膜接触点头痛

A11.9 头颈部疾病后慢性头痛

A12. 因精神疾病的头痛

A12.3 因严重抑郁症的头痛

A12.4 因惊恐发作的头痛

A12.5 因广泛性焦虑症的头痛

A12.6 因未分类的躯体疾病的头痛

A12.7 因社交恐惧症的头痛

A12.8 因分离性焦虑障碍的头痛

A12.9 因精神创伤后应激障碍的头痛

A13. 颅神经痛、中枢性面痛

A13.7.1 钱币状头痛

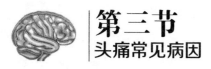

第三节
头痛常见病因

（一）偏头痛的病因

偏头痛为一种搏动性的、以一侧头痛为主的头痛，呈间断性反复发作。偏头痛可发生在任何年龄，通常人群发病率为 15% ～ 19%，但以青春期（11 ～ 17 岁）

为多，45 岁以后发病较少。女性偏头痛发病率较高，脑力劳动者发病率要远高于体力劳动者。偏头痛的发生主要是由于头部血管舒缩功能障碍，并有一定的家庭遗传倾向，睡眠不足、过量饮酒、月经期、贫血及慢性疾病等是导致偏头痛的危险因素，气候变化、情绪紧张、抑郁以及焦虑等均可诱发偏头痛。

导致偏头痛发作的直接原因是什么，目前还没有定论。但从临床观察来说，偏头痛发作与下列因素密切相关。

（1）遗传因素：偏头痛和遗传因素（图 1-2）有关。大多数专家相信，偏头痛源起于一种遗传基因。近百年来，神经病学家认为遗传因素在偏头痛的发病机制上占有十分重要的地位。有报告显示，90% 的患者有家族史。偏头痛的遗传方式目前还不能确定。

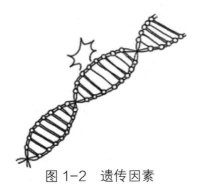

图 1-2　遗传因素

（2）饮食结构因素：偏头痛的发作有 25% 是由食物引起的，这些食物的特点为富含色氨酸、酪氨酸或者谷氨酸。酪氨酸进入人体内可转变成肾上腺素，肾上腺素增高可导致头痛发作。也有人推测，食用这些食物引发偏头痛可能是这部分患者存在先天的色氨酸或者谷氨酸代谢缺陷。营养师指出，经证实可诱发偏头痛的食物包括巧克力、牛乳制品、香肠、腌肉、油炸食品、红葡萄酒（单宁酸）、熏肉、鳄梨、香蕉、扁豆、无花果、乳酪、鸡肝、柑橘类水果、热狗、咖啡、干果、洋葱等，偏头痛患者最好避免食用这些食物。香肠中含亚硝酸盐，可引起额部或双侧颞部搏动性疼痛。摄取过量维生素 A 也可引起头痛发作。饥饿或者进食较晚、冷食或偏食等因素也可引发偏头痛。另外，吸烟、饮酒也会引起偏头痛。日常工作中发现，饮酒、吸烟者较普通人群偏头痛发病率明显增高，尤其是青年人，长期吸烟可导致组织缺氧，代偿性红细胞增多，使红细胞压积增大；香烟中含有尼古丁，使神经末梢、肾上腺释放肾上腺素和去甲肾上腺素，肾上腺素及去甲肾上腺素能够使血管收缩、血管痉挛、阻力增大以及血管栓塞。长期吸烟尚可使血液黏滞度增加，血流缓慢，血小板聚集，释放各种炎症神经递质，导致颅内外血管舒缩功能降低，并使血中皮质醇、肾素、醛固酮以及加压素水平升高，使肾上腺素能神经活性增高而导致颅内外血管舒缩功能紊乱。因此，在日常生活中，要注意养成良好的生活习惯，不饮酒、不吸烟，有利于减少偏头痛的发作。过量酒精可造成颅内血管痉挛，颅外皮肤血管扩张，常在饮用后半小时左右引发头痛。

（3）内分泌因素：男女在童年时期患偏头痛的机会是一样的，但进入青春期后，这一比率就明显地拉开了距离。约有一半的女性患者诉说，月经来潮和偏头痛之间存在一定的联系。雌激素及孕酮的起伏波动，对偏头痛的发作起着很重要的作用，由此导致的偏头痛，其发病时间很有规律性，一般在行经的前两天和后三天发作。最新研究证实，女性在月经期开始的最初两天出现偏头痛的可能性是一个月中其他时间的 2 倍。这一发现仅适用于无先兆的偏头痛。研究人员认为，在月经期开始前雌激素水平降低可能会引发偏头痛发作。很多女性患者月经期偏头痛发作，而妊娠期头痛消失或减轻，分娩后再发作，也说明与雌激素水平密切相关。进一步研究证实，体内激素猛增时，会大量产生一种称为"血清基"的神经化学物质。血清基能有效刺激脑神经，造成心情烦躁不安、情绪激动，从而导致偏头痛。另外，还有两个"帮凶"：患偏头痛妇女月经期前后，血液中前列腺素会大量释放，前列腺素是一个帮凶；另一个叫内啡肽，它由"血清基"诱发影响，造成在人体内的分泌减少，而内啡肽的作用恰恰是镇痛及具有麻醉效果。这样一增一减，使偏头痛明显加重，所以科学家趣称这种偏头痛为"月经性偏头痛"。此外，口服避孕药也可诱发偏头痛。

（4）精神与性格因素

① 精神压力：激烈的竞争、快速的生活节奏常会给人们带来巨大的精神压力，导致情绪紧张、过度悲伤、焦虑、忧虑、愤怒等，从而容易诱发偏头痛。但偏头痛并非是在高度紧张时刻发作的，而往往是在紧张劳累之后的精神放松时刻光临。临床上有一种"周末现象"，患者常在周末休息或者度假时发作偏头痛。也有的患者如果偏头痛正在发作，突然听到令人兴奋激动的消息时，头痛会暂时缓解，过后头痛又会继续。由这些现象我们可以推测，偏头痛发作与人的精神状态有关，高度兴奋即交感神经兴奋时，能够抑制偏头痛发作，而精神放松即副交感神经兴奋时，可引起偏头痛发作。

② 性格：性格因素和偏头痛的关系也不可忽视。近年来的研究表明，偏头痛的发病和冠心病一样，也与 A 型性格有着密切的关系，即性情急躁、缺乏耐心以

及争强好胜者比较容易发病。性情急躁而又将愤怒与敌意压抑在心的人，最容易由于内心的冲突引起偏头痛发作。由于当精神处于亢奋状态时，血压升高，心跳加快，心肌耗氧量增加，同时引起颅内血管收缩，出现畏光、眼前冒金光或火花、眼前发黑以及短暂失明等，这些都是偏头痛的先兆。A型性格容易患偏头痛，但这也不是绝对的，社会环境、心理因素均可起到调节作用。

（5）睡眠因素：睡眠过少、过多或者不规律的睡眠都可诱发偏头痛。很多人由于工作、生活压力大，产生严重的精神负担，思虑过度，情绪处于高度紧张状态，从而引起失眠，可诱发偏头痛。严重者可形成紧张→失眠→偏头痛→紧张的恶性循环。也有的人因工作过度，睡眠时间压缩，引起偏头痛发作。睡眠过多也可引发偏头痛。可见，凡事要讲究一个度。现代社会不良的生活方式常是造成偏头痛的罪魁祸首。很多人尤其是年轻人，常深更半夜还在网吧、酒吧、歌舞厅、游戏厅尽情玩乐，甚至通宵达旦，第二天回家再倒头睡到日落西山。这种不良的生活习惯完全违背了自然规律，造成体内生物钟节律紊乱，从而引发身体状态整体下滑，也就不单单是引发偏头痛的问题了。

（6）外界物理因素：很多外界物理因素的刺激也能够诱发偏头痛，如噪音、闪烁不定或炫目的光线、缤纷的色彩、各种花纹图案以及光怪陆离的霓虹灯等，因此这些患者不宜逛商店，走在嘈杂的大街上，看到琳琅满目的商品，听着商家播放的摇滚音乐，常会感到心烦意乱、恶心甚至呕吐，然后导致头痛发作。另外，某些异味、有机溶剂气味、臭味或浓烈的香料、香水味均会刺激神经，可能引发偏头痛。

（7）气候因素：一项新的研究称，天气变化可能会引发偏头痛。研究人员将77名偏头痛患者两年内的个人头痛记录同当地气象局收集的资料相对比，34%的患者头痛由气温与湿度变化引起，而天气类型变化会引起14%的人头痛，13%的患者症状由气压变化引起。约有10%的患者头痛诱发因素是一种以上的天气变化。另外，暴晒、吹风以及寒冷刺激等都可引发偏头痛。

（8）其他因素：比较少见的诱发因素有头外伤；药物，如硝酸甘油、利血平、组胺、肼苯达嗪、雌激素；停用可的松；阅读和屈光异常；高原地区；高热；荧光刺激；变态反应。

（二）丛集性头痛的病因

丛集性头痛又叫做组胺性头痛、Horton 神经痛。一般始自 25 岁，也可迟至

45 岁发病。通常无家族史。男性发病是女性的 4 倍。

（1）遗传因素：丛集性头痛不同于偏头痛，遗传的可能性较小，约有 13% 的丛集性头痛有家族史。

（2）乙醇：至少有半数患者，在丛集性头痛的发病期间对于乙醇敏感，未犯病期间转为正常，这种交替性、开关易损伤性是丛集性头痛具有诊断意义的特征。一般患者在摄取酒精 5 ～ 45 分钟后促发疼痛。有些患者快速大量饮酒，能够意外地使疼痛减轻。

（3）硝酸甘油：在丛集性头痛发病期间，差不多所有的患者在舌下含服 1 毫克硝酸甘油可诱发发作，潜伏期 30 ～ 50 分钟。硝酸甘油对周围血管的扩张作用在 3 ～ 4 分钟，30 分钟作用消失，这同硝酸甘油通常的作用无关。

（4）头外伤：头外伤可以诱发丛集性头痛。头外伤发生丛集性头痛，平均潜伏期为 9 年。

（5）组胺：调查表明，大约 66% 的丛集性头痛在犯病期间，皮下注射 0.35 毫克组胺可诱发发作。

（6）其他因素：如疲乏、过冷、过热、目眩的光照及某些特殊的食物（如巧克力、鸡蛋、牛乳制品等）可诱发丛集性头痛。

（三）紧张性头痛的病因

紧张性头痛，又叫做肌收缩性头痛。由于颈部和头面部肌肉持续性收缩所致的头部紧束、受压、钝痛感，或者束带感的一种常见慢性头痛，以女性居多。多系精神紧张、抑郁和焦虑引起，多与日常生活中的应激有关，若持续存在，则可能是焦虑症或抑郁症的特征性症状之一。紧张性头痛，有原发性与继发性之分。原发性紧张性头痛与原因不明或者与心理紧张、情绪障碍、应激、抑郁焦虑所引起的持久性颈肩部肌肉痉挛和血管收缩引起的牵涉痛有关；继发性紧张性头痛则为颈椎病、手术、外伤或感染等疾病，反射性导致头颈肌肉收缩而产生的疼痛。本病属中医学"头痛"范围。

紧张性头痛主要是因为长期精神过度紧张或疲劳、焦虑、抑郁、强烈刺激、睡眠障碍等导致的高级神经活动紊乱。某些单调工种，例如长期伏案使头、颈或肩胛长期处于不良的姿势，头、颈部肌肉持续性痉挛、收缩，也可引起紧张性头痛。

以下情况均可引起紧张性头痛：日益激烈的社会竞争；眼镜配戴不合适或者

过重，总觉得太阳穴或鼻子不舒服；紧张驾驶；穿着不合适的高跟鞋长途跋涉的女士；戴着过重的头盔长时间骑摩托车；寒风一吹，全身肌肉紧张等。

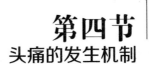

第四节
头痛的发生机制

（一）偏头痛的发病机制

偏头痛属功能性头痛，其发病机制比较复杂，目前尚存在许多争议，通常认为主要是因头部血管舒缩功能障碍所导致的，并有一定的家庭遗传倾向。偏头痛患者可能有生理和生化异常，体内血管活性物质和神经递质的变化引起血管舒缩异常及血流动力学变化，为此病发生的病理学基础。神经末梢局部 5-羟色胺及组胺浓度增加、交感神经兴奋、血中儿茶酚胺和缓激肽增多，中枢神经系统内镇痛物质（内啡肽等）处于低水平，因为上述变化，使脑膜、脑内血管及颅外血管等部位的痛觉神经末梢在血管扩张时受到牵拉，而且机体对于疼痛的敏感性提高，体内保护机制减弱，于是就产生了偏头痛。除此之外，中枢神经系统低镁、细胞外高钾以及钙通道异常等也可能参与了偏头痛的发作。研究结果证实，偏头痛患者存在颅内外动脉纤维肌性结构不良，或伴有内弹力层变性、变形、断裂以及变薄等组织结构异常，或动脉管壁增生、狭窄等。除少数患者偏头痛发作时脑血流动力学及脑功能受到严重干扰，导致脑电图异常和临床上可见相应的定位体征外，一般病情均可缓解，症状可以逐渐消失，或随着年龄增加发作频率和程度逐渐减轻。偏头痛发作的一个难题为"不能除根"，一次发作经治疗缓解之后，在某些因素的作用下可复发。

（二）紧张性头痛的发病机制

紧张性头痛的发病机制复杂多样，主要是因为心理上的焦虑及抑郁，以及血清钾离子升高、交感神经功能紊乱等，导致肌肉痉挛、血管收缩，发生持久的头颈部肌肉疼痛。紧张性头痛可分为原发性与继发性两类。

（1）原发性头痛：是原因不明或因精神紧张、焦虑而导致头颈部肌肉持续收缩痉挛和血管收缩所致的牵涉性疼痛。

（3）继发性头痛：常是因为颈椎病、手术、外伤或感染等疾病，反射性地引起头颈肌肉收缩而产生的疼痛。肌肉持续性收缩，可压迫肌肉内的小动脉，产生局部肌肉的继发性缺血及酸性代谢产物、致痛物质积聚，而产生疼痛。当肌肉松弛之后，局部缺血和致痛物质还可能持续几天，从而使肌肉产生触痛及疼痛。

（三）丛集性头痛的发病机制

丛集性头痛的确切发病机制还不清楚，有自主神经功能紊乱学说、组胺学说、前列腺素学说、肥大细胞学说、P 物质使神经功能亢进学说、局部 5- 羟色胺释放学说等多种假说，但是目前认为主要与 5- 羟色胺、组胺以及前列腺素等代谢障碍有关，是脑神经通过组胺、肽类及胆碱能神经递质等，引起血流改变，导致颅内、颅外血管扩张所致。皮下注射组胺、舌下含服硝酸甘油、饮酒、头外伤以及应激、疲乏、过冷、过热、炫目的光照、特殊的食物等，均可诱发本病的发生。

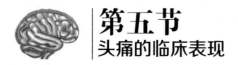

第五节
头痛的临床表现

（一）偏头痛的临床表现

偏头痛发作时典型的表现为一侧头痛，但是有时也可以两侧发作，同时可能伴随很多其他症状，包括头晕（图 1-3）、恶心、倦怠以及焦虑不安等，患者可能不能继续进行正常的工作和生活，头痛难以忍受，而且可能影响患者的食欲和心情，常需要安静休息或者充足睡眠以后方能缓解，更有一些患者需要口服止痛药物治疗。所以，有时偏头痛发作并不是主要表现为头痛，而可能是以与之相关的以上症状为主。偏头痛发作时症状是多样性的，前一次发作与后一次发作的形式可能重复出现，也可能有或多或少的变化。

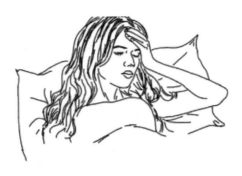

图 1-3　头晕

常见的偏头痛可分为有先兆偏头痛、无先兆偏头痛、视网膜型偏头痛、眼肌麻痹型偏头痛、经期偏头痛等。

① 有先兆的偏头痛：叫做典型偏头痛，占所有偏头痛的 10% 左右。

② 无先兆的偏头痛：也就是普通型偏头痛，为最常见的类型，没有明显的先兆症状，头痛多为搏动性，可以为双侧性，持续时间较典型偏头痛长。

③ 视网膜型偏头痛：指的是偏头痛发作与视网膜血管病合并存在的偏头痛。

④ 眼肌麻痹型偏头痛：指的是周期性反复发作，伴有一支或多支眼肌神经麻痹的偏头痛，疼痛呈非搏动性眶部或眶周围疼痛，并放射到偏侧面部，常伴有恶心、呕吐，症状持续数日，眼肌麻痹与头痛并存，或者在头痛缓解后仍持续一段时间。

⑤ 经期偏头痛：是与卵巢功能周期变化有关的一种特殊类型的偏头痛，为妇女的常见病、多发病。

典型偏头痛发作的先兆症状，前期常有抑郁、欣快、不安、畏光、畏声以及嗅觉过敏等精神神经症状，可出现在发作前数小时或者数日。先兆期以视觉先兆最常见，可为暗点、异彩、闪光、视物变形或较复杂的幻觉，自中心视野开始，缓慢扩大，还会有偏身麻木、感觉异常、轻偏瘫及言语困难、眩晕等。先兆可持续数分钟至 1 天或者更长。头痛发作开始表现为一侧眶周、眼球后或额颞部搏动性钝痛或钻痛，并扩展到顶枕部及一侧头部或整个头部，逐渐加剧为搏动性剧痛。常伴有厌食、恶心、呕吐、畏光、畏声以及颞动静脉突出等症状，可持续数小时至 1 天，可由于声光刺激、活动、头颈部转动以及改变体位等而加重，睡眠后可使疼痛减轻或终止。发作结束之后一如常人，或伴有疲劳、倦怠、烦躁以及注意力不集中等症状。其诱因较多，如情绪改变、睡眠不足、过度劳累、饥饿、气候变化、内分泌变化、药物等都可为其促发因素。应当注意的是，有先兆的偏头痛患者严重时可发生脑卒中，需要提高警惕。

（二）紧张性头痛的临床表现

紧张性头痛是临床最为常见的一种头痛类型，其发病率高于偏头痛，约占门诊头痛患者的半数，以青壮年多见，紧张性头痛和心理应激反应有明显相关性，多数患者由抑郁或焦虑致使头面、颈肩肌肉持续痉挛和／或血管收缩缺血，从而产生头部紧缩感、压迫感，少数则因为不良姿势或头颈部的其他疾病引起。紧张性头痛有时和偏头痛并存，称之为混合性头痛，主要见于病史比较长的患者。

通常来说，心理因素在紧张性头痛患者的发病中占有一定的位置，多数患者存在焦虑（图1-4）、抑郁，心境不开阔等起病的重要因素。另外，特殊职业所限定的姿势及体位、各种导致交感神经兴奋的因素（如恐惧、应激等）均可诱发头痛或加重症状，有些患者则可能几种诱因并存。紧张性头痛典型的症状为两颞、后枕及头顶或全头部的慢性胀痛，并向肩部放射，伴有持续的沉重感、压迫感、紧箍感。后颈部、肩胛部有压痛，有时可触及单个或多个硬结，叫做"痛性结节"，此系肌肉长时间收缩所致。头痛强度为轻至中度，患者很少由于头痛而卧床不起或影响日常生活。其病史多较长，可追溯到10～20年前，头痛常发作在睡醒后，一天内头痛可逐渐加重，又逐渐减轻。应激、生气、失眠、焦虑以及抑郁等均可使头痛呈阵发性加剧，约半数患者出现搏动性头痛。部分患者伴有恶心，甚至呕吐，少数患者出现畏光、视物模糊，或者短暂视力下降，个别患者还伴有癫痫发作。紧张性头痛与偏头痛关系十分密切，有些患者在初期表现为症状不典型的偏头痛，长期发作之后则具有紧张性头痛的特征。

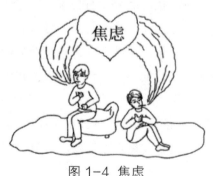

图 1-4 焦虑

（三）丛集性头痛的临床表现

丛集性头痛为一种特殊的单侧性头痛，多以眼眶和眶周疼痛发作起病，常向同侧头颅及颜面部扩散，并伴有患侧眼结膜充血、流泪等，因为其在一个时期内密集发作而得名。丛集性头痛虽然较偏头痛少见，但是严重的头痛类型之一。丛集性头痛以男性多见，男女发病之比约是 8 ∶ 1，20 ～ 50 岁较容易发病。临床根据丛集性头痛 1 次发作持续时间长短将其分为周期发作型、慢性型以及变异型 3 种类型，其中以周期发作型居多。丛集性头痛的发病原因至今尚未明了，通常认为是由于颅内、颅外血管扩张所致，同时与组胺过敏密切相关。到目前为止，还没有能够根治丛集性头痛的方法或者药物，尽量早发现并避免食用致敏食品，选用麦角胺、双氢麦角胺等预防性治疗药物进行预防是十分必要的，至少能够减轻发作时的疼痛程度。

　　丛集性头痛的主要特征是瞬间发生，瞬间停止，没有任何先兆，往往在夜间入睡后出现，剧烈时常会使患者从睡眠中痛醒。开始疼痛在一侧眼眶周围或眼上方，迅速扩展到同侧额处，以至于一侧面部，甚至同侧肩及颈部。疼痛性质为跳痛或烧灼样疼痛，站立时疼痛减轻，发作时多伴有同侧眼部、面部发红，鼻塞、流鼻涕、流泪、颞动脉充盈及病侧皮肤温度升高，每次定时发作，像定时闹钟。每次发作持续数十分钟，极少会超过 24 小时。发作持续时间短暂，疼痛起来很严重，往往难以忍受，与偏头痛不一样的是患者会坐卧不安，不能安静，来回走动，甚至用头撞墙，痛不欲生，但不会影响身体其他器官的功能，如没有视力下降及胸闷、憋气等，一般不伴有恶心呕吐，极少数患者会伴随霍纳征，表现为同侧眼上睑下垂、瞳孔缩小，并且持续数周方能停止，一般在春天和秋天容易发作。

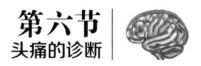

第六节
头痛的诊断

（一）偏头痛

（1）无先兆与有先兆偏头痛诊断标准

① 无先兆偏头痛的诊断标准

a. 符合 b、d 项特征的至少 5 次发作。

b. 头痛发作（未经治疗或者治疗无效）持续 4～72 小时。

c. 至少有以下中的 2 项头痛特征。

ⅰ. 单侧性。

ⅱ. 搏动性。

ⅲ. 中或重度疼痛。

ⅳ. 日常活动（如走路或者爬楼梯）会加重头痛或头痛时避免此类活动。

d. 头痛过程中至少伴随以下 1 项。

ⅰ. 恶心和／或呕吐。

ⅱ. 畏光及畏声。

e. 不能归因于其他疾病。

② 有先兆偏头痛的诊断标准：有先兆偏头痛的诊断主要依据先兆特征，需要有 2 次以上的先兆发作并排除继发性头痛的可能。

a. 典型先兆偏头痛性头痛：满足下文中（伴典型先兆的偏头痛性头痛的诊断标准）b、d 特征的先兆为典型先兆。

b. 伴典型先兆的偏头痛性头痛：若典型先兆后 1 小时内出现偏头痛性头痛发作，就可诊断为伴典型先兆的偏头痛性头痛。

c. 伴典型先兆的非偏头痛性头痛：若典型先兆后的头痛不符合偏头痛性头痛的特点，则诊断为伴典型先兆的非偏头痛性头痛。

d. 典型先兆不伴头痛：典型先兆后也可以无头痛发作，此时诊断为典型先兆不伴头痛。

e. 家族性偏瘫性偏头痛及散发性偏瘫性偏头痛：一旦先兆期出现肢体无力表现，须考虑偏瘫性偏头痛，如果患者的一、二级亲属中有类似发作，则诊断为家族性偏瘫性偏头痛，否则可诊断为散发性偏瘫性偏头痛。

f. 基底型偏头痛：若先兆明显地表现出起源于脑干和／或双侧大脑半球同时受累的症状，且不伴肢体无力时，诊断为基底型偏头痛。确诊需要下列 2 项上述的症状，构音障碍、眩晕、耳鸣、复视、听力下降、双鼻侧或双颞侧视野同时出现的视觉症状、共济失调、意识改变以及双侧感觉异常等。偏瘫性偏头痛和基底型偏头痛在先兆症状同时，或在先兆出现的 60 分钟内有偏头痛发作。

（2）伴典型先兆的偏头痛性头痛的诊断标准

① 符合②、④特征的至少 2 次发作。

② 先兆至少有以下的 1 种表现，没有运动无力症状。

a. 完全可逆的视觉症状，包括阳性表现（如亮点、闪光、亮线）和 / 或阴性表现（如视野缺损）。

b. 完全可逆的感觉异常，包括阳性表现（如针刺感）和 / 或阴性表现（如麻木）。

c. 完全可逆的言语功能障碍。

③ 至少满足下列的 2 项。

a. 同向视觉症状和 / 或单侧感觉症状。

b. 至少 1 个先兆症状逐渐发展的过程 5 分钟，和 / 或不同先兆症状接连发生，过程 5 分钟。

c. 每个症状持续 5 ～ 60 分钟。

④ 在先兆症状同时或者在先兆发生后 60 分钟内出现头痛，头痛满足无先兆偏头痛诊断标准 b、d 项。

⑤ 不能归因于其他疾病。

（3）伴典型先兆的非偏头痛性头痛的诊断标准

① 至少 2 次发作符合标准②～④。

② 先兆包括至少下列一条，但是没有运动障碍。

a. 完全可恢复的视觉症状，包括阳性症状（如闪烁的光、斑点或者线）和 / 或阴性症状（如视野缺损）。

b. 完全可恢复的感觉症状，包括阳性症状（如针刺感）和 / 或阴性症状（如麻木）。

c. 完全可恢复的言语障碍。

③ 至少符合下列 2 条。

a. 双侧视觉症状和 / 或单侧感觉症状。

b. 至少一个先兆症状逐渐发展时间 ≥ 5 分钟和 / 或不同的先兆症状接连出现 ≥ 5 分钟。

c. 每个症状 ≥ 5 分钟并且 ≤ 60 分钟。

④ 在先兆期或者先兆症状随后 60 分钟之内出现不满足无先兆偏头痛的②、④标准的头痛。

⑤ 不归因于其他疾患。

（4）典型先兆不伴头痛的诊断标准

① 至少 2 次发作符合标准②～④。

② 先兆包括至少下列一条，伴或不伴语言障碍，但是没有运动障碍。

a．完全可以恢复的视觉症状，包括阳性症状（如闪烁的光、斑点或线）和／或阴性症状（如视野缺损）。

b．完全可以恢复的感觉症状，包括阳性症状（如针刺感）和／或阴性症状（如麻木）。

③ 至少符合下列 2 条。

a．双侧视觉症状和／或单侧感觉症状。

b．至少一个先兆症状逐渐发展时间≥ 5 分钟和／或不同的先兆症状接连出现≥ 5 分钟。

c．每个症状≥ 5 分钟且≤ 60 分钟。

④ 在先兆期或者先兆症状随后 60 分钟之内出现不符合无先兆偏头痛的 b、d 标准的头痛。

⑤ 不归因于其他疾患。

（5）家族性偏瘫性偏头痛的诊断标准

① 至少 2 次发作符合标准②～④。

② 先兆包括至少下列一条，但无运动障碍。

a．完全可以恢复的视觉症状，包括阳性症状（如闪烁的光、斑点或线）和／或阴性症状（如视野缺损）。

b．完全可以恢复的感觉症状，包括阳性症状（如针刺感）和／或阴性症状（如麻木）。

c．完全可以恢复的言语障碍。

③ 至少符合下列 2 条。

a．双侧视觉症状和／或单侧感觉症状。

b．至少一个先兆症状逐渐发展时间≥ 5 分钟和／或不同的先兆症状接连出现≥ 5 分钟。

c．每个症状≥ 5 分钟并且≤ 60 分钟。

④ 在先兆期或者先兆症状随后 60 分钟之内，出现不满足无先兆偏头痛的②、④标准的头痛。

⑤ 不归因于其他疾患。

（6）散发性偏瘫性偏头痛的诊断标准

① 至少 2 次发作符合标准②～③。

② 先兆包括完全可恢复的活动力弱，至少下列一条。

a. 完全可以恢复的视觉症状，包括阳性症状（如闪烁的光、斑点或者线）和 / 或阴性症状（如视野缺损）。

b. 完全可以恢复的感觉症状，包括阳性症状（如针刺感）和 / 或阴性症状（如麻木）。

c. 完全可以恢复的言语障碍。

③ 至少符合下列 2 条。

a. 至少一个先兆症状逐渐发展时间 ≥ 5 分钟和 / 或不同的先兆症状接连出现 ≥ 5 分钟。

b. 每个症状 ≥ 5 分钟并且 ≤ 24 小时。

c. 在先兆期或者先兆症状随后 60 分钟之内出现符合无先兆偏头痛的 b、d 标准的头痛。

④ 符合标准发作没有一度或者二度相关性。

⑤ 不归因于其他疾患。

（7）基底型偏头痛的诊断标准

① 至少 2 次发作符合标准②～④。

② 先兆包括下列完全可恢复的症状中至少 2 条，但是没有活动力弱。

a. 构音障碍。

b. 耳鸣。

c. 眩晕。

d. 听觉迟钝。

e. 复视。

f. 同时在双眼颞侧和鼻侧区域的视觉症状。

g. 共济失调。

h. 意识水平的下降。

i. 同时双侧感觉异常。

③ 至少符合下列一条。

a. 至少一个先兆症状逐渐发展时间 ≥ 5 分钟和 / 或不同的先兆症状接连出现 ≥ 5 分钟。

b. 每个症状 ≥ 5 分钟并且 ≤ 60 分钟。

④ 在先兆期或者先兆症状随后 60 分钟之内出现符合无先兆偏头痛的②、④标

准的头痛。

⑤ 不归因于其他疾患。

比对诊断标准若只差一项，且又不符合其他头痛的诊断标准。诊断为很可能的偏头痛。

（二）丛集性头痛

（1）诊断要点

① 每年发作时间相对集中，且发作时间也相对固定。

② 疼痛性质是非搏动性。

③ 疼痛部位以一侧眼为中心，呈刀割样。疼痛可放射到同侧颞、额及枕部，但绝对不超过头部正中线。

④ 常伴鼻塞、流涕、流泪及结膜充血等。

（2）鉴别诊断

① 偏头痛：典型的偏头痛有前驱症状，疼痛是搏动性，伴有恶心和呕吐等自主神经症状，其疼痛部位可超过头部正中线，女性居多，父母可有偏头痛史，但丛集性头痛不具备这些特点。

② 单纯眼型血管性头痛仅有眼部疼痛，而丛集性头痛不仅限于眼部，且放射至同侧的颞部、额部，还有鼻塞、流泪、流涕、结膜充血等症状。

③ 颈性头痛以枕部为中心，伴有颈肩的疼痛及眩晕等。

（三）紧张性头痛

（1）诊断要点

Stead 诊断法。下列各项累计分数在 100 以上时，就可诊断为紧张性头痛。

① 头痛经休养或睡眠后好转。（20分）

② 头痛发生在枕部和顶部。（40分）

③ 头痛因情绪波动或不定期的情绪波动而产生。（40分）

④ 热敷或按摩局部可使疼痛减轻。（40分）

⑤ 经常有压迫感或箍紧感。（40分）

⑥ 头痛1小时内消失。（100分）

⑦ 有典型的头痛症状。（100分）

⑧ 出现一过性单侧上、下肢偏瘫或语言障碍。（100分）

（2）鉴别诊断

① 偏头痛：紧张性头痛不同于偏头痛，前者是一种非搏动性深部疼痛，多见于枕、颞、额等部位，并可能扩散到颈部、肩背部，其性质为发紧、麻木、重压感、酸痛、钝痛、刺痛或痉挛性牵扯样疼痛，转动头部可加重，特别是肩背部肌肉明显，患者常感到头颈部僵硬、活动不便、疲劳，甚至稍有活动疼痛加剧，按摩或者用拳轻叩局部，则觉得十分轻松或疼痛得以缓解，部分病例头皮或者肩背部皮肤感觉迟钝；部分皮肤感觉过敏，抚摸或者牵拉头发即感到头皮十分疼痛，持续数月或更长。而偏头痛则以一侧或双侧疼痛，以额颞部跳痛为主，伴有恶心呕吐及面色苍白等植物神经功能症状，用麦角胺治疗有效。

② 颈椎病：本病由于疼痛的部位和性质看似颈椎病，但颈椎病伴有眩晕、肩痛、手麻木或臂痛，眼花或者眼胀，X 线检查发现颈椎退行性变等。

③ 神经衰弱性头痛：有些患者头痛较常伴有失眠、烦躁、易激动、抑郁以及记忆力减退等，有时同神经衰弱性头痛不易区分，这时就应详细进行体格检查。神经衰弱性头痛一般不会发现器质性改变，而紧张性头痛体检时常会发现颈、肩、背部肌肉紧张，触压该部时有明显酸痛感觉。

④ 其他病变刺激：如果由于颈椎病变，外伤和头颈部附近组织器官，如眼、耳、鼻喉、牙齿及头皮和颅骨病变刺激引起继发性紧张性头痛，则可出现头、面部的局部病征，应注意鉴别。

第七节
中医学对头痛、偏头痛的认识

（一）中医病因病机

中医认为头为"清阳之府""诸阳之会"，五脏精华之血、六腑清阳之气皆上注于头。故凡气血亏虚，阴阳升降失常或外邪侵袭，皆可扰乱清空引起头痛。

然头痛病因虽多，概论之不过外感、内伤两类。

（1）外感六淫：起居不慎，风寒湿热之邪外侵，都可导致头痛。《素问·太阴阳明论》云"伤于风者，上先受之"，所以头痛以风邪所致者最为常见。且"风为百病之长"，多夹时气为患，如果风寒袭表、寒凝血涩，则头痛而恶寒战栗；风热上犯清空，则头痛而身热心烦风湿袭表、上蒙清阳，则头痛而重。湿邪电阻，清阳不升，浊阴不降，亦可导致头痛。

（2）内伤不足："脑为髓之海"，主要借助肝肾精血及脾胃运化水谷精微，输布气血以濡养，所以内伤头痛，其发病与肝、脾、肾三脏关系密切。因于肝者，或肝阴不足，肝阳偏亢；或肝气郁滞，久郁化火，上扰清空而为头痛。因于脾者，或者脾虚生化无权，气血亏虚，气虚则清阳不升，血虚则脑髓失养而引起头痛；或脾失健运，痰浊内生，以致清阳不升，浊阴不降而发生头痛。因于肾者，多由房劳过度，耗损肾精，以致髓海空虚；或肾阳衰微，寒多内生，清阳失旷；或肾阴不足，水不涵木，风阳上扰而导致头痛。凡头痛日久不愈，其痛如锥如刺者，则由于久病入络，血瘀络痹之故。

（二）中医辨证

（1）辨证要点

① 辨外感内伤：通常来说，外感头痛起病较急，常伴有外邪束表或犯肺的症状，应区别风、寒、湿、热之不同。《类证治裁·头痛》云："因风者恶风，因寒者恶寒，因湿者头痛……因火者齿痛，因郁热者烦心，因伏暑者口干。"内伤头痛，其痛反复发作，时重时轻，应分辨气虚、血虚、肾虚、痰浊、肝阳、瘀血之异。气虚者脉大，血虚者脉芤，肾虚者腰膝酸软，肝阳者筋惕肢麻，痰浊者头眩恶心，瘀血者痛如锥刺。

② 辨头痛部位：头为诸阳之会，手足三阳经均循于头面，厥阴经亦上会于巅顶，因脏腑经络受邪之不同，头痛部位亦异。大抵太阳头痛，多位于头后部，下连于项；阳明头痛，多在前额及眉棱等处；少阳头痛多位于头之两侧，并连及耳部；厥阴头痛则在巅顶部位，或连于目系。

（2）辨证分型

① 外感头痛

a. 风寒头痛

【临床表现】症见头痛连及项背、恶风畏寒，常喜裹头，苔薄白，脉紧或脉浮。

【辨证分析】太阳主一身之表，足太阳膀胱经上行巅顶。风寒外袭，邪客太阳经脉，循经上犯，所以头痛连及项背；风寒束于肌表，卫阳被遏，故恶风畏寒；寒为阴邪，得温则减，所以常喜裹头；苔薄白，脉浮或脉紧，为风寒外袭之症。

b. 风热头痛

【临床表现】头痛而胀，甚则如裂，恶风或发热，面红赤，口渴喜饮，大便不畅，溲赤，苔黄，脉浮数。

【辨证分析】热为阳邪，其性属火，风热之邪外袭，上扰清窍，所以头痛而胀，甚则如裂，面红目赤；风热郁于肌表，则发热恶风；热耗津液，所以口渴喜饮，便秘尿赤；苔黄，脉浮数，为风热邪胜之象。

c. 风湿头痛

【临床表现】头重如裹，肢体困重，胸闷纳呆，大便溏薄，小便不利，苔白腻，脉濡。

【辨证分析】湿为阴邪，其性重浊，外感风湿，上蒙清窍，所以头重如裹；脾司运化而主四肢，脾为湿困，所以肢体困重；湿浊中阻，故胸闷、纳食减少；湿胜则濡泄，故大便溏薄；湿浊内蕴，阳气不通，则小便不利；苔白腻，脉濡，为湿偏胜之象。

d. 疫毒头痛

【临床表现】头痛较剧，身体发热，唇红面赤，咽痛而赤，口渴，两便不利，甚者可见谵语、昏迷，舌红、苔黄，脉数。

【辨证分析】此证早期在肺卫，高峰时病在气分，在后期多入营血，头痛反而不剧。按温病辨治。

② 内伤头痛

a. 肝阳头痛

【临床毒现】头痛而目眩，两侧为重，心烦易怒，舌红，面红口干或兼协痛，苔薄黄，脉弦或脉细带数。

【辨证分析】诸风掉眩，皆属于肝。肝体不足，肝用有余，风阳循经上扰清空，所以头痛而眩，以两侧为甚；胁为肝之分野，肝火内郁，所以见胁痛；肝胆之火偏亢，故心烦易怒，面红口苦；舌红，脉弦，苔薄黄，为肝火偏亢之象。如属肝肾阴虚，肝阳偏亢，则脉弦细带数。

b. 气虚头痛

【临床表现】头痛，痛势绵绵，时发时止，遇劳益剧，畏寒少气，倦怠乏力，口淡乏味，胃纳不佳，苔薄，脉大无力。

【辨证分析】脾虚则生化无力，中气不足，浊阴不降，清阳不升，清窍不利，故头痛绵绵；劳则耗气，所以遇劳易发，痛势更剧；中气不足，阳气不布，运化失司，则神疲乏力，畏寒少气，口淡纳呆；脉大无力，为气虚之征。

c．血虚头痛

【临床表现】头痛而晕，心悸怔忡，面色少华，舌质淡，苔薄，脉细。

【辨证分析】血虚而脑髓失养，所以头痛而晕；血不荣于面，故面色少华；血虚心失所养，故心悸怔忡；舌质淡，苔薄，脉细，都是血虚之象。

d．肾虚头痛

【临床表现】头痛而空，畏寒肢冷，每兼眩晕，耳鸣，腰膝酸软遗精带下，苔薄，脉沉细无力。

【辨证分析】肾主藏精，主髓，脑为髓海，肾虚精髓不足，髓海空虚，所以头脑空洞，眩晕耳鸣；腰是肾之府，肾虚则腰膝酸软；肾虚，精关不固则男子遗精，带脉失约则女子带下；肾阳虚，温煦不利，所以畏寒肢冷；苔薄，脉沉细无力，为肾虚之象。

e．痰浊头痛

【临床表现】头痛昏蒙，纳呆呕恶，胸脘痞闷，舌苔白腻，脉滑或弦滑。

【辨证分析】脾失健运，聚湿生痰，痰浊中阻，所以头痛昏蒙；痰阻胸膈，故胸脘满闷，纳呆；痰浊上逆，则呕恶；脉弦滑，苔白腻，均为痰浊内停之象。

f．瘀血头痛

【临床表现】头痛经久不愈，痛处固定不移，如锥如刺，舌有瘀斑，脉细或细涩。

【辨证分析】久痛入络，血瘀阻络，所以头痛固定不移，如锥如刺；舌有瘀斑，脉细涩，为瘀血内停之象。

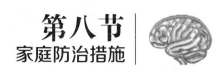

第八节
家庭防治措施

（一）自我保健

（1）尽可能多休息：可能的话，找一个安静幽暗的房间躺下来睡一觉，但不要睡得过多，以免睡醒后反而出现头痛。小睡片刻或许可以消除头痛，但若没有头痛时，则最好不要小睡。

（2）平躺着睡（图1-5）：睡眠姿势怪异或者趴着睡（腹朝下），皆会收缩颈部肌肉，进而引发头痛，而平躺的睡姿有益。同样地，当站立或者静坐时，身体勿向前倾斜，也勿使头扭向某个方向。

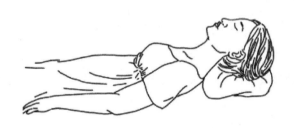

图 1-5　平躺着睡

（3）冷敷与热敷：有些人喜欢在额头和颈部冷敷，此方法对许多人有效；而另一些人则偏好热敷颈部或洗热水澡。当头痛发作时可以用热敷或者冷敷袋覆盖额头，并按摩太阳穴使头痛减轻。

（4）深呼吸：深呼吸为缓解紧张的好方法。当胃部的起伏比胸腔还明显时，表示你的做法很正确。

（5）按压穴位：研究证实，穴位及脊柱按摩较常规药物治疗不良反应更少，且疗效持续时间更长。有几个主要的止痛穴位，一个是在拇指和食指相连的虎口部位的合谷穴和鼻子两侧颧骨底部的巨髎穴（按压至酸疼为止），它们有助于缓解窦性头痛；另一个是头顶的百会穴，它对血管搏动性的头痛十分有效；对于偏头痛而言，按压悬颅穴（亦即俗称的太阳穴部位）最为有效。

（6）戴头带：在头上绑一绷带，可使流向头皮的血液减少，因而减轻偏头痛。

（7）适量服用阿司匹林：对于一个月发生 1～2 次的头痛，阿司匹林或者其他常见的消炎药可派上用场。但过度使用这类药物，将引起更多疼痛。同时，如果使用阿司匹林治头痛，应在头痛一开始时就立即服用，否则效果不明显。

（8）加服维生素 C：高海拔处会引起头痛。此时，服用阿司匹林时加服维生素 C 有益。当要到高海拔处旅行，应在出发前一天和旅途中，每天服用 3000～5000 毫克维生素 C，以及两粒阿司匹林。但是服用前应先请教医师，服用任何高剂量的维生素之前，均应得到医师许可。

（9）避免密集性偏头痛的方法：受密集性头痛影响的 90% 为男性。不幸地，密集性偏头痛有复发的倾向。其发生原因未知，但可能与激素分泌或遗传有关。目前，有人正研究睾丸酮（雄性激素）与密集性偏头痛的可能关联。同时，医生也注意到一个共同现象，也就是患密集性偏头痛的男性，往往都有烟瘾。所以，最好戒烟，至少也应减少用量，而且勿小睡。如此一来，或许可正式告别密集性偏头痛。

（10）勿擦香水：浓烈的香水会刺激神经，可能引发偏头痛。

（11）勿用力过猛：有一种情形也许是你不曾想到的，性交可能会引起头痛，这是属于用力型的头痛。有偏头痛的人比仅是紧张性头痛的患者，更加容易发生这种情形。

（12）保护眼睛：刺眼的光线，例如阳光、镁光灯以及电视荧屏等，会产生眼睛疲劳，最后引发头痛。当要外出时，记得戴太阳眼镜。在电脑前工作，记得每隔一段时间休息片刻。

（13）少喝酒：畅饮一回，或许没有大碍，但饮酒过度可就不妙了。

（14）培养幽默感：若经常将事情看得很严重，常扳脸皱眉，满脑门都是烦恼，这也难怪你常患头痛。应学习放松自己，将周围事物看淡。

（15）准时用餐：省略或者延迟用餐皆可能引起头痛。错过一餐，会导致肌肉紧绷，而当血糖因缺乏食物而降低时，脑部血管就会收缩，当再度进食时，会使这些血管扩张进而引发头痛。

（16）注意咖啡因的用量：假如每天服用大量的咖啡因，血管将扩张，可能促成头痛。所以，每天最多喝两杯咖啡。

·（17）少吃盐（图 1-6）：有些人摄取高量的盐会引起偏头痛。

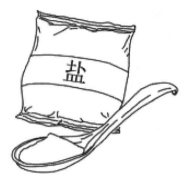

图 1-6 少吃盐

（18）拒绝巧克力：巧克力不仅易发胖，还含有酪胺，这是导致头痛的主要可疑物。另外，核果和陈年的干酪也含有酪胺，应避免。

（19）多吃含淀粉质的食物：多吃含淀粉质的食物，如土豆、米饭、饼干或面包。虽然小麦食品是导致某些人偏头痛的问题食物，但如果你可以忍受这类食物，它们可能反而有帮助。有些人发现当他们有偏头痛的时候，多吃吐司、面食、饼干、土豆或其他富含淀粉的食物，反而会使头痛或恶心的症状减轻，甚至缩短头痛的时间。多多尝试各式各样的淀粉食品，经验会告诉你这些食物有效与否。

（20）避免食用会引起头痛的食物：近年的研究可以让我们更精确地知道哪些食物有问题或具有疗效。预防是最好的治疗，让我们先找出那些会造成偏头痛的食物，以便可以避开这些食物。

（21）不会引发疼痛的食物：不会引发疼痛的食物事实上也不会造成头痛或其他令人痛苦的情况。这些食物包括糙米、煮过的水果或者水果干，如樱桃、杨梅、梨、梅子（但柑橘类水果、苹果、香蕉、桃子或番茄例外）；煮过的绿色、黄色和橙色蔬菜，如芦笋、朝鲜蓟、生菜、菠菜、豆荚、节瓜、树薯粉以及芋头；自来水、矿泉水或经过碳酸处理的水，而某些饮料，甚至是药草茶，都可能引起偏头痛；调味品，少量的盐、糖浆以及香草精等。

（22）常见的问题食物：常见的问题食物一般很容易让抵抗力弱的人产生头痛。下列是常见可能引起偏头痛的食物，依重要性排列为乳制品（包括脱脂或全脂牛奶、羊奶、乳酪以及优酪乳等）、巧克力、鸡蛋、柑橘类水果、肉类（包括牛肉、猪肉、火鸡肉、鸡肉、鱼肉等）、小麦（精制的面包、面食）、核果类和花生、番茄、洋葱、苹果、玉米、香蕉。

某些饮料及添加物也是最糟糕的问题食物之一，包括含酒精的饮料（特别是红葡萄酒）、含咖啡因的饮料（咖啡、茶和可乐）、谷氨酸钠、代糖以及亚硝酸盐。

（23）克服经期头痛（图1-7）的方法：雌激素的高低变化可能导致头痛。这就是为什么偏头痛常在青春期后开始，在停经后消失；发生在女性身上的概率是男性的3倍以上，而且在怀孕期间会突然消失，由于怀孕期雌激素的影响刚好被黄体酮所取代。

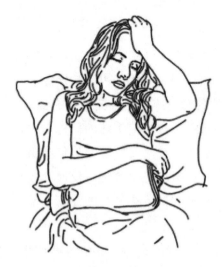

图1-7 经期头痛

食物可以改善雌激素不稳定的现象。若能避开动物性脂肪，又能尽量少食用蔬菜油，就会使雌激素减少。高铁食物能帮消除体内过多的雌激素。

（24）利用食物对抗经期头痛：在能力所及的范围内，最好尽量通过天然食物来治疗偏头痛、均衡激素分泌，这样不会产生不良反应。下列是一些利用食物治疗偏头痛的原则。

①尽量食用不会引起疼痛的食物，例如糙米；煮过的蔬菜类，像青菜、青花菜、菠菜和甜菜；煮食非柑橘类的水果干。

②完全避开通常常见的问题食物。若偏头痛病情减轻或停止了，可以再回头来试吃问题食物，一次尝试一种，来鉴定它们的影响。

③若前面两个步骤仍未能消除偏头痛，淘汰式食谱可帮你找出敏感食物。

④避免动物性食物、尽量少吃蔬菜油，以使激素的起伏变化降低；多吃含有

天然纤维的谷类、豆类、蔬菜以及水果。

（25）服用钙片：钙质不但能治疗也能预防偏头痛。不过，要避免由牛奶、乳酪或者其他动物性食品摄取钙质，否则弊大于利。

（26）少量多餐：少量多餐可以稳定血糖浓度，防止引发偏头痛。

（27）补充营养素

① 镁：研究显示，镁能够缓解偏头痛。若饮食中有大量的镁，偏头痛出现的概率较低。情绪上的压力会导致偏头痛的原因之一，可能就是它会耗尽你体内的镁。研究人员发现，每天除了从食物中摄取的镁之外，再加200毫克的镁补充剂，能帮助预防偏头痛。镁对妇女经前头痛十分有效，通常配合50～100毫克的维生素 B_6 一起服用。

若每天服用这项组合，对于治疗经前头痛非常有效，也可以只在月经来潮前5天吃。我们还可以从食物中获取镁，含镁丰富的食物包括全麦类（含天然完整纤维的谷类）、稻米、大麦以及燕麦；非柑橘类水果干，如无花果；绿色蔬菜，特别是菠菜。

② 钙和维生素D：钙和维生素D也能用来防止偏头痛。可以吃补充剂，但最好的钙质来源还是绿色叶菜类和豆荚类。

人体吸收食物中钙质的能力和维生素D有关，而维生素D是皮肤在阳光下曝晒时自然形成的。只要每天照射10分钟的阳光，所产生的维生素D已经足够身体所需。若服用维生素D补充剂，适当的剂量是一天200IU。应避开动物性蛋白、咖啡、烟草以及多余的钠和糖，以防止钙质流失。经常定期的运动也可以帮你保住骨骼内的钙质。

③ 葡萄糖酸：每次服用1片，含于口中溶解，每天2次，可改善脑的氧和作用。

④ 烟碱硫胺加烟酸（维生素 B_3）：每次各服用800毫克与200毫克，每天3次，可改善脑部的血液循环。

⑤ 芸香素：每天200毫克，可以帮助除去可能导致偏头痛的有毒金属。

⑥ 黄体酮：黄体酮为一种天然非处方类激素，能协助人体抑制激素发生剧烈变化，可以帮助妇女消除偏头痛，至少对那些月经来潮前后常有偏头痛的妇女相当有效。

⑦ 泛酸（维生素 B_5）或蜂王乳：每天2次，每次100毫克。蜂王乳富含泛酸，可以帮助应付紧张的状况。

（二）中草药疗法

（1）驱热菊：每天服用 2.50 毫克或者 2～3 片新鲜叶子。

（2）小白菊、银杏（白果）萃取素：小白菊可以缓解疼痛，银杏促进脑部血液循环。一项小白菊药性的实验显示，24% 的使用者减轻偏头痛和呕吐的症状，而且没有不良反应。

此外，薄荷、迷迭香以及艾草均是治疗偏头痛的有效物质。

（三）多吃姜能减轻头痛

姜能阻挡组胺，也能抑制前列腺素（导致发炎的化学物质之一）。一般而言，很少有人会对姜过敏，或由于姜而发生偏头痛。500～600 毫克（大约 1/4 茶匙）的新鲜姜粉加一杯水和匀喝下，对于减轻头痛很有帮助。可每隔几小时喝一杯，一天喝 2 克左右。

（四）可以预防偏头痛的药物

（1）心得安和美多普诺：约有三分之一的偏头痛患者在服药后，偏头痛症状大为减轻，另外有三分之一的患者会稍微使痛苦减轻。它们对大多数人而言都安全，而且已经有很长的使用历史。不过若有气喘病或糖尿病，不应服用这类药。此外，由于心得安有防止心跳加快的作用，请务必事先与医生讨论剂量。

（2）钙通道阻断剂：有时候也被用来预防偏头痛，在欧洲十分盛行。不过，由于存在不良反应，使用越来越少。

（3）血清素阻断剂：它的作用与心得安类似，但长期服用不良反应大，要谨慎服用。

（4）安米普林：为一种抗忧郁药，也能预防偏头痛。一般来说还算安全，只是会有口干、便秘及昏昏欲睡等常见的不良反应。服用时要注意控制剂量。

（5）伟伯益酸：为一种抗痉挛药，也能预防偏头痛。偶尔会产生不良反应，如体重增加、脱发以及颤抖。

（6）阿司匹林：也可帮助预防偏头痛。一项研究表明，如果每隔一天服用，可以使偏头痛发作频率降低 20%。要谨慎分析利弊。

（五）危险信号

头痛往往可能暗示严重的疾病，若头痛带有以下症状，应引起警惕，尽快去医院检查。

（1）年过 40 岁，而且在这之前，从未发生复发性的头痛。

（2）头痛愈来愈剧烈。

（3）头痛的部位不同。

（4）头痛愈来愈频繁。

（5）头痛的原因不明，与往常不同。

（6）头痛伴有神经方面的症状，例如麻痹、头晕、视线模糊或者丧失记忆。

（7）头痛和其他病症或者疼痛同时出现。

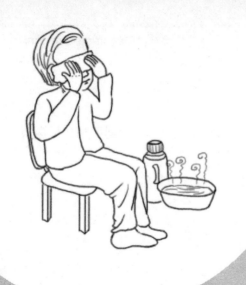

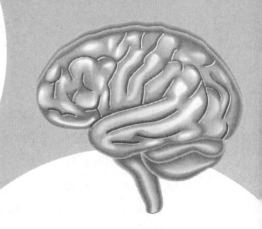

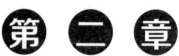

第 二 章

头痛
自我防治

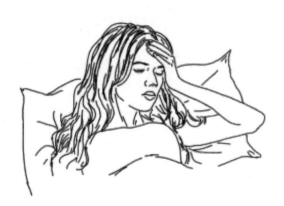

第一节
饮食疗法

（一）饮食调养的原则

（1）根据辨证对症进食：食物有寒热温凉之性与辛甘酸苦咸五味，其性能和作用各不相同，所以在进行饮食调养时，必须以中医理论为指导，根据头痛患者的特点，在辨证的基础上立法、配方、制膳，以符合所需的食疗、食补及营养的不同要求，做到合理搭配，对症进食，千万不要盲目乱用。

（2）因人而异恰当选食饮食：药膳调治头痛应因人而异，不同性别、不同年龄、不同体质的头痛患者用膳是不尽相同的。

男女在生理特点上是有别的，在饮食的选择上男性宜滋补肝肾，而女性则常宜调补气血。女性有经带胎产，屡伤气血，所以常气血不足，平时应适当多食一些具有补益气血功能的食物。孕期、经期宜多食具有养血补肾作用的食物，产后则应考虑气血亏虚及乳汁不足等，适当多食益气血、通乳汁的食物，如归参炖母鸡及炖猪蹄等。

不同年龄有不同的生理特征，比如青壮年代谢旺盛，易出现内热积滞，饮食应注意消食和胃，可多选食蜜饯山楂、山药粥等，慎食温热峻补不易消化之食物；老年人脏腑功能减退，气血已衰，则宜食温热熟烂食物、易消化并且性温滋补之品，适当多选择一些具有补气养血作用的饮食，忌食黏硬生冷之食物。

体质偏寒者，宜适当多食温热性食物，如大葱、大蒜、生姜以及羊肉等，少食生冷偏寒之食物；体质偏热者，宜适当多食寒凉性食物，如西瓜、雪梨、绿豆、黄瓜等，少食辛燥温热食物；体瘦者多火，宜适当多食滋阴生津的食物，如荸荠、牛奶、蜂蜜；体胖者多痰湿，宜适当多食具有健脾化痰功用的食物，如山药（图2-1）、扁豆、薏苡仁等；脾胃功能不佳者，可常食山药莲子粥等以健脾和胃。

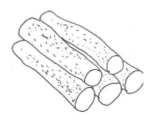

图 2-1　山药

天人相应，"四时阴阳者，万物之根本也"，四时气候的变化对于人体的生理功能、病理变化均有一定的影响，所以食疗还应注意气候特点，根据气候的变化调整饮食。一般来说，春季应多食粥类，如金银花粥、桑叶粥等以养护胃气；夏季应多食清暑之品，如绿豆粥、荷叶粥、西瓜等；秋季应食滋阴养胃之品，如栗子粥、银耳粥等；冬季则应多吃炖、煲和汤粥类食品，如羊肉粥及狗肉附子汤等。"一方水土养一方人"，地域不同，人的生理活动、饮食特点和病变特点也不尽相同，因此食疗还应注意地域特点，如西北高原地区气候寒冷干燥，居民易受寒伤燥，宜食温阳散寒或生津润燥的食物；而东南沿海地区气候温暖潮湿，居民易感湿热，宜食清淡除湿的食物。

（3）饮食有度防止偏食：美味佳肴固然对身体有益，但不一定就等于无害。饮食虽然可以调养疾病，但如果食之过量，甚至偏食，则会导致阴阳失调、脏腑功能紊乱，而诱发新的病症。所以，饮食要有节制，不能一见所喜，就啖饮无度。食疗也要讲究疗程，不宜长时间单纯食用某一种或某一类食物，要避免偏食。

（4）其他疗法：饮食治疗既不同于单纯的食物，也不同于治病的药物，所以在应用过程中需要根据病情全面考虑。通常来讲，食疗的作用较弱，只能作为辅助调治手段，单独应用仅适用于病情轻微的患者，对于病情比较重者，应注意与药物治疗、起居调摄等治疗调养方法配合应用，以发挥综合治疗的效能，使临床疗效提高。

（二）防治头痛作用较好的食物

（1）粮食

① 小麦：性凉，味甘，具有清热除烦、养心安神、止渴、益肾、补虚损、厚肠胃、强气力等功效，适用于虚热之心烦不宁、头痛、失眠、盗汗、多梦、咽干舌燥、小便不利等症。《黄帝内经》中记载，小麦为"心之谷"，中医一直把小麦作为安神定志之药。小麦可磨粉，即为俗称的面粉，能够制作多种面制品，是补充热量的好材料。受小麦黑霉病菌污染的小麦不宜食用。

② 大米：性平，味甘，具有益气除烦、健脾和胃、聪耳明目、益精强志、缓和五脏、生津止渴等功效，适用于脾胃虚弱及头痛等症。大米可煮粥、蒸饭，也可炒米，或磨成面制成糕点。大米常与各种食物和药物配伍煮粥，具有益气健脾补脑的作用。

③ 薏苡仁：性凉，味甘、淡，具有健脾补肺、养心安神、清热利湿、健脑等功效，适用于头痛、失眠、健忘、心悸、泄泻等。《本草纲目》中记载薏苡仁"乃上品养心药"。用量为 60 ~ 100 克。

④ 黄豆：性平，味甘，具有健脾利湿、养血解毒以及补脑助神等功效，适用于体虚多病、食少黄瘦、精神不振、头痛以及失眠多梦等。现代研究表明，黄豆含的蛋白质占 40% 左右，其中含人体必需的多种氨基酸，其中赖氨酸的含量最高。黄豆还含 20% 左右的脂肪，主要是不饱和脂肪酸。黄豆含有磷脂、多种维生素、大豆黄酮苷、胆碱、皂苷以及铁、磷、钙、钾、钠等矿物质，其中以铁含量最高，而且容易被人体所吸收利用，对促进大脑与身体的发育有益。黄豆的一日用量为 60 克，不宜过量食用，以免引起气滞腹胀。

⑤ 芝麻：性平，味甘，具有补肝肾、润五脏、乌须发以及驻容颜等功效，适用于肝肾不足、病后虚羸、虚风眩晕、须发早白、秃发等。现代研究证实，黑芝麻中含有卵磷脂，对健脑有益。一日用量是 9 ~ 15 克。脾弱便溏者勿服。

⑥ 腐竹：性平，味甘、淡，具有益气和中、生津润燥以及清热解毒等功效，适用于头痛、神疲乏力、早衰、健忘以及病后体虚等病症。现代研究表明，腐竹等豆制品中只含豆固醇，不含胆固醇，豆固醇具有抑制人体吸收动物性食品所含胆固醇的作用，对于预防心血管系统疾病有利。腐竹中的钾/钠比值相当高，有利于降压降脂，所以被专家推荐为高血压、动脉粥样硬化患者的健康食品。

（2）肉食

① 猪心：性平，味甘、咸，具有养心补血、安神健脑作用，自古便被叫做是"益心智的脏器"。《证治要诀》一书中将猪心用于治疗多汗、惊悸、不眠以及健忘之症。

② 猪脑：性凉，味甘，具有益肾补脑等功效，适用于耳鸣、健忘、眩晕及用脑过度所致头痛头胀等病症。现代研究证实，猪脑含有丰富的蛋白质、磷脂以及钙、磷、铁、维生素 B_1、维生素 B_2 和尼克酸等物质，这些成分大致与人体大脑所需的营养成分相同。可以很好地补充人类大脑的需要，因此我国自古以来就一直用各类动物脑来滋补健脑、增加智力。猪脑的蛋白质含量较高，较难消化，不宜吃得太多，通常每次吃一个猪脑即可。猪脑胆固醇含量较高，血脂过高者不宜食用。

③ 猪脊髓：性寒，味甘，具有益虚劳、补骨髓以及健脑等功效。中医认为，脑为髓之海，一个人若精髓充足则大脑一定强健，人也聪明。猪脊髓为补髓要药，日久服用可以使人增加记忆力及思维活力。猪脊髓服用时最好连骨一起炖煮。

④ 羊脑：性温，味甘，具有安神补脑等功效，适用于眩晕、头痛、失眠以及

健忘等。羊脑富含蛋白质、脑磷脂、卵磷脂、钙、磷、铁、维生素 B_1、维生素 B_2、维生素 C 和尼克酸等。因为羊脑富含对人类大脑有帮助的营养成分，民间常用其来滋养补脑。羊脑中的蛋白质、胆固醇含量较高，一次食用不宜过多，消化不良者及高脂血症患者不宜食用。

⑤ 驴肉：性平，味微酸，具有安神定志、补益气血、健脑等功效，适用于气血不足导致的心悸、健忘以及失眠多梦之症。《备急千金要方》中记载驴肉"主风狂，愁忧不乐，能安心气"。驴皮熬炼成胶，就是有名的补品阿胶。现代研究证实，驴肉含有丰富的蛋白质、脂肪以及钙、铁、磷等矿物质。驴肉既健脑，又可养血活血调经，所以对于女性脑力工作者是一味很合适的补养之品。通常每次用量不超过 100 克。

⑥ 牛心：性平，味甘，具有补心健脑等功效，适用于心悸、头痛、失眠、健忘等。《名医别录》中记载牛心"补心、治虚忘"。现代研究证实，牛心含有较丰富的胆固醇，而胆固醇是大脑思维、记忆及其他智能活动所必需的物质。一次用量以不超过 100 克为宜。患有高脂血症和冠心病者通常不宜食用。

⑦ 鸽肉：性平，味甘、咸，具有滋养肝肾、补益脾胃、健脑、增进食欲、滋阴补血、增强活力、防病抗衰等功效。鸽肉蛋白质含量高，并且富含人体必需的氨基酸、维生素及卵磷脂。一次吃鸽肉不宜过多，以免导致消化吸收不良。

⑧ 鳙鱼：性温，味甘，具有温中益气、化痰平喘、暖脾养胃、润泽肌肤、益筋壮骨等功效，适用于脾胃虚弱、消化不良、四肢肿胀、腰膝酸痛、行动不便以及体虚眩晕等症。鳙鱼头大且内含脂肪，胶质较多，肉质肥润，为健脑佳品。

⑨ 龟肉：性平，味甘咸，具有滋阴降火、健脑、补血活血、柔肝补肾、舒筋壮骨、润肺止咳等功效，适用于虚火盗汗、心悸、眩晕、耳鸣、贫血、手足心热、身体虚弱、肺痨咳嗽等病症。《名医别录》中记载乌龟"久服益气资智，使人能食"。龟肉含有十分丰富的钙质等多种营养成分，可明显改善心脑血管的生理功能，使头痛、失眠多梦获得满意效果。乌龟炖食，质地厚腻，通常每次服用不可过多。阳虚怕冷者忌食。上呼吸道感染和胃肠病发病期间慎吃龟肉。

（3）水果

① 香蕉：性寒，味甘，无毒，具有润肠通便、清热解毒、通血脉、健脑、填精髓、降血压等功效。香蕉是一种健脑水果，有"智慧果"的雅号。经研究证实，香蕉中含有一种能帮助人脑产生 5- 羟色胺的物质，有传递神经信号的作用，能将信号传递到大脑的神经末梢，使人心情变得安宁，思路变得敏捷。香蕉不仅鲜食

美味可口，而且可制成蕉干、蕉粉、蕉汁、糕点、糖果以及蕉酒等，可以制成色拉、甜点等菜肴。香蕉通常作为水果食用，用于制作菜肴品种较少。由香蕉的营养成分及自身的芳香味来看，烹制出来的多种菜肴食之并不比其他水果逊色，并且风味独特，甜香爽口，诱人食欲。但香蕉性寒，食入过多会影响胃肠功能。

②葡萄：性平，味甘、酸，具有补肝肾、益气血、健脑、强筋骨、生津利尿等功效。《神农本草经》中记载葡萄"益气倍力强志"。葡萄除供鲜食之外，还可制作葡萄酒、葡萄汁、葡萄干和罐头等。特别是葡萄酒，可增进食欲、兴奋神经、促进新陈代谢，被称为"健脑强志饮品"。葡萄也可作为茶、羹、粥、菜肴等食谱的原料。

③荔枝：性温，味甘、酸，具有补脾益肝、健脑以及生津止呕等功效。《食疗本草》中记载荔枝"通神，益智，健气"。荔枝一直被作为一种健脑的重要滋补品而在我国民间广泛食用。现代研究证实，荔枝含有丰富的葡萄糖，一般含量高达60%。还含有蔗糖、果糖、蛋白质，特别是含有大量的精氨酸和色氨酸，尤其是色氨酸是神经介质5-羟色胺的基质，可直接影响大脑功能。荔枝还含有脂肪、多种维生素、苹果酸、柠檬酸、钙、磷、铁等。荔枝性温，食后容易产生火热之症，所以一次食用量不可太多，平常每次食用以鲜品10个或干品4~5克为宜。

④刺梨：性凉，味甘、酸而微涩，具有健胃消食、清热生津以及补脑益智等功效，适用于食积饱胀、消化不良、解暑等。现代研究证实，刺梨服用后能增进食欲、改善睡眠、通便、提神、强身，明显提高记忆力，改善大脑功能。由刺梨可食部分中分离出一种超氧化物歧化酶，这种酶无毒、无抗原性，具有抗衰老、抗炎以及抗病毒感染的作用，并具有抗癌活性。超氧化物歧化酶能防止脂质过度氧化，从而起到抗衰老、抗疲劳以及抑制癌症等作用。一日用鲜品60克或者干品20克。

⑤苹果：性平，味甘、酸，具有补心益气、增强记忆、止泻润肺、生津止渴、健胃和脾、除烦、解暑、醒酒等功效。苹果中含有构成大脑所需的营养成分，特别是所含的锌元素可明显增强记忆力。因此，国外科学家把苹果称为"记忆之果"。苹果除鲜食外，还可加工成果脯、果干、果酱、果汁、罐头、苹果酒、点心、菜肴、粥羹等。苹果中含糖较多，食后应注意清洁牙齿，以免出现龋齿。吃苹果最好去皮，由于苹果防治病虫害主要依靠化学农药，果皮中的农药残留量较高。

⑥桑葚：性凉，味甘，具有养血滋阴、补益肝肾以及健腑等功效，适用于头痛耳鸣、心悸失眠、记忆减退、眼睛干涩、视力下降以及疲乏无力等。桑葚作为食疗滋补品可久服，一日用量以60克左右为宜。腹泻者不宜食用。

（4）干果

① 红枣：性温，味甘，具有补中益气、养血安神以及健脑等功效，适用于胃虚食少、脾弱便溏、气血津液不足、心悸怔忡、营卫不和、妇女脏躁、皮肤干枯无泽等。《本草汇言》中记载红枣"善补阴阳，气血，津液，脉络，骨髓，筋俞，一切虚损，无不宜之"。红枣有兴奋神经中枢、增强脑功能的作用，并具有护肝、增强肌力以及抗变态反应等作用。现代研究表明，红枣含有蛋白质、糖类、脂肪、有机酸、磷、钙、铁以及多种维生素等。红枣在强身补脑方面不愧为佼佼者。每日用量是 9～15 克。

② 桂圆肉：性温，味甘，具有补益心脾、益气养血以及益智安神等功效，适用于气血不足、健忘失眠、心悸怔忡、血虚萎黄、食少体倦等症。《神农本草经》中称其为"益智"，并说其能"强魂、聪明、通神明"。一日用量鲜品是 9～30 克，干品以 6 克为宜。现代研究表明，桂圆肉对增强记忆力、消除疲劳有效，有"益智干果"的美称。

③ 芡实：性平，味甘、涩，具有健脾止泻及固肾涩精、祛湿止带、健脑强志等功效。《神农本草经》中记载芡实"益精气，强志，令耳目聪明"。一日用量是 10～30 克。现代研究表明，芡实所含的糖类、膳食纤维、蛋白质、脂肪、无机盐、维生素等营养成分能为大脑提供所需的能量，为复杂智力活动补充其基本物质，并能协同保证大脑有效的工作。

④ 莲子：性平，味甘、涩，具有补肾健脾及养心益智等功效，适用于心烦不寐、多梦不安、眩晕以及健忘等。《神农本草经》中记载莲子"主补中、养神、益气力"。《太平圣惠方》中记载莲子"可补中强志，聪明"。民间也一直将莲子作为养心安神、健脾强志之药食用。成人每次食用量以干品 30 克为宜，不可过多食用，防止产生腹胀、便秘之症。莲子如果与茯苓、山药、白术、枸杞子配合食用，健脑作用更强。

⑤ 核桃仁：性温，味甘，具有补肾强腰、健脑、固精缩尿、温肺定喘、润肠等功效。适用于神经衰弱、肾虚喘嗽、腰痛脚弱、阳痿、遗精、小便频数以及大便燥结等。核桃仁的一日用量为 20 克。现代研究证实，核桃仁脂肪含量高达 60% 以上，脂肪酸大多为人体不能合成的亚油酸与亚麻酸。核桃仁营养丰富，为一味安神益智的滋补品。品质优良的核桃仁可以改善大脑功能，增强大脑的耐受力，调节大脑活动，强健神经系统。核桃仁含有比较多的维生素 E，能够使脑细胞膜免受体内生化反应的有害产物——自由基的损伤作用，使脑细胞的寿命延长。痰火积热者少用，稀便、腹泻者忌用。

（5）食用菌

① 银耳：性平，味甘、淡，具有滋阴润肺、益胃生津以及补脑强心等功效，适用于咳嗽痰少或干咳无痰、咯血或者痰中带血、口干少津、虚热烦渴、头痛目眩、大便干结、耳鸣、面赤、腰膝酸软以及神经衰弱等症。现代研究表明，银耳具有缓解肌肉疲劳、防止放射性损伤、增加机体免疫力等作用。每日空腹时吃一碗冰糖银耳羹可消除脑疲劳、提高记忆力。银耳不宜一次食用过多，以免难以消化。感冒及风寒咳嗽者禁用，大便稀溏者慎用。

② 黑木耳：性平，味甘，具有补气强智、健胃润燥，养血止血及清肺等功效，适用于失眠多梦、眩晕健忘、贫血、月经过多、痔出血、肺虚咳嗽以及便秘等。现代研究证实，黑木耳所含的磷脂主要为卵磷脂、脑磷脂、鞘磷脂，久服可以健脑，并可预防高血压、高脂血症、糖尿病的发生。黑木耳特别适合长期从事脑力劳动缺少锻炼而患有心脑血管疾病、痔、糖尿病者食用。一日用量以鲜品60克或者干品15克为宜。体质虚寒者、大便溏薄者不宜多服。

③ 茯苓：为多孔菌科寄生植物茯苓的干燥菌核。味甘、淡，性平，具有利水渗湿、健脾补中、宁心安神以及补脑强身等功效，适用于心悸、健忘、失眠、水肿、小便不利、脾虚泄泻、痰饮咳逆。《日华子本草》中记载茯苓"补五劳七伤，……开心益智，止健忘"。一日用量6～12克。在我国，茯苓被广泛地作为健脑延年的滋补食品。

④ 灵芝：为多孔菌科植物赤芝或者紫芝的子实体。性温，味淡、微苦，具有养心安神、益气补血、健脾养胃以及止咳祛痰等功效，适用于贫血、白细胞减少症、冠心病、高血压、心律失常、神经衰弱、失眠症、慢性支气管炎、慢性肝炎、肾炎、哮喘以及风湿性关节炎等病症。一日用量1.5～3克。《神农本草经》中记载灵芝"益心气，补中，增智慧，不忘"。现代研究证实，灵芝可调节神经系统功能，增进冠状动脉血流量，加强心肌收缩能力，降低血压、血脂，促进血红蛋白的生成，保护肝细胞，提高机体的免疫功能。灵芝不仅对冠心病、心绞痛、高血压、高脂血症、心肌炎、白细胞减少症以及肝炎等疾病有效，而且对因心血不足所引起的健忘呆滞、失眠、头痛、心悸怔忡等也有较好的效果。

（6）调料和滋补品

① 生姜（图2-2）：性微温，味辛，具有发汗解表、温胃止呕以及解毒等功效。用生姜医治偏头痛已得到证实。

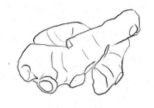

图2-2　生姜

②蜂蜜：性平，味甘，具有润肺补中、润燥滑肠、健脾益胃、清热解毒以及缓中止痛等功效，适用于脾胃虚弱、胃肠溃疡以及大便燥结等症。《神农本草经》中记载蜂蜜"久服强志轻身，不老延年"。现代研究证实，蜂蜜中含有丰富的矿物质，如铁、锰、镍、铜、钙、钾、磷、钠、镁等，还含有对人体很有帮助的氧化氢酶、转化酶、淀粉酶、脂酶等酶类和有抗菌作用的活性生理物质，并且含有能促进人体大脑思维与记忆的乙酰胆碱和叶酸，这些物质进入人体后能够促进大脑的发育，改善因用脑过度带来的头痛、神经衰弱、健忘，补充大脑各种营养，提高思维及记忆力。一日用量为15～30克。胃胀便溏者忌服。

③蜂王浆：性平，味甘、酸，具有滋补强壮、益智健脑以及健脾养肝等功效。现代研究表明，蜂王浆成分十分复杂，含有多种氨基酸、维生素、微量元素、脂肪、叶酸、泛酸、肌醇、乙酰胆碱、酶类以及人体所需的多种生物活性物质。常吃蜂王浆，可以增加食欲，促进新陈代谢，提高耐力，加强机体抵抗力及促进生长。蜂王浆还具有兴奋中枢神经系统、提高智力和治疗失眠及健忘等疾病的作用。一日用量是10克。蜂王浆制品久服有发生性早熟的倾向，少年儿童慎服。

④茶叶：性寒，味苦、甘、辛，具有清利头目、除烦止渴、下气消食、清热解毒、悦神延寿等功效，适用于头目昏痛、头风、喉疾、烦渴以及痤疮诸种中毒等。《千金要方·食治》中记载茶叶"令人有力，悦志"。现代研究证实，茶叶能兴奋神经中枢，使精神兴奋，思想活跃，消除疲劳，过量则导致失眠、心悸、头痛、耳鸣以及眼花等不适。茶叶所含咖啡因、茶碱可直接兴奋心脏，扩张血管，对于末梢血管有直接扩张作用。失眠者忌服。活动性消化性溃疡患者不宜多饮茶。一日用量是3～9克。

⑤花粉：为经蜜蜂采集的植物花粉。性平，味甘，具有益气养血、滋补强壮以及安神益智等功效，适用于体弱多病、精力不足、纳呆倦怠、少寐健忘以及早衰等症。现代研究表明，花粉中含有许多同蜂蜜类似的成分，具有多种生物活性，能增强记忆力，降血脂，防治动脉硬化，增加冠状动脉血流量，促进造血功能，

消除疲劳，提高免疫功能，以及抗癌杀菌等功效。

（7）叶类蔬菜

① 苦菜：性寒，味苦，具有清热解毒、破瘀活血、消肿止痛以及健脑强志等功效，适用于阑尾炎、痢疾、血淋、痔、瘘、疔肿、蛇咬伤、肠炎、乳腺炎、子宫颈炎、咽炎、扁桃体炎等症。《饮膳正要》中记载苦菜具有"除面目黄，强志清神，利五脏"的功效。现代研究发现，苦菜中含有胆碱等成分，对健脑有益。苦菜虽有苦味，但是苦度适中，苦里回甘。人类辨别食物味道的本领，是基于溶于水或唾液中的食物化学成分作用在舌面下和口腔黏膜上的味觉细胞产生刺激，通过大脑皮质所造成兴奋的结果。适当地吃一些苦味食品，不仅能改善食品味道，而且能清心解烦、醒脑提神、增加食欲。一日用量以鲜品 60 克，干品 10 克为宜。

② 芹菜：性凉，味甘、苦，具有醒脑健神及润肺止咳等功效，适用于高血压、糖尿病、失眠、头痛、尿血、妇女带下、产后出血等症。现代研究表明，芹菜中含有较丰富的维生素 P，可加强维生素 C 的作用，具有降压及降血脂作用，对原发性高血压、妊娠高血压以及更年期高血压都有明显作用。芹菜酸性提取物对大白鼠有温和而稳定的降压作用，其降压持续时间随剂量增加而显著延长。经实验证实，芹菜的粗提取物对兔、犬静脉注射有明显降压作用，血管灌流可造成血管扩张，用主动脉弓灌注法能对抗烟碱、山梗菜碱引起的升压反应。芹菜中还含有较多的矿物质和膳食纤维，有镇静及保护血管、增强骨骼发育、预防缺铁性贫血的作用。

③ 山药：性平，味甘，具有健脾补肺、固肾益精、滋养强壮以及健脑等功效，适用于脾虚泄泻、久痢、消渴、虚劳咳嗽、遗精、带下、小便频数以及黄褐斑等。《本草纲目》中记载山药能"补五劳七伤，开达心孔，多记事"。现代研究证实，山药中含有胆碱，在体内与乙酰辅酶 A 结合可生成乙酰胆碱，而乙酰胆碱可促使记忆力提高。一日用量是 30 ～ 60 克。

（三）调治头痛常用的食疗方

（1）粥类

★桑菊豆豉粥

【原料】桑叶（图 2-3）10 克，豆豉 10 克，甘菊花 10 克，大米 100 克。

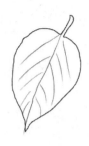

图 2-3　桑叶

【制法】将以上前 3 味加水煎取药汁，去渣之后备用；把淘洗干净的大米放入砂锅，用旺火烧开后转以小火熬煮成稀粥，加入药汁，稍煮即成。

【用法】日服 1 剂，分数次食用。

【功效】具有疏风清热及清肝明目的功效，适用于风热头痛等症。

★ 茺蔚子粥

【原料】枸杞子 15 克，茺蔚子 10 克，大米 100 克。

【制法】先将茺蔚子及枸杞子水煎去渣取汁，再与淘洗干净的大米一同煮粥即成。

【用法】每日 2 次，分早、晚温热服食。

【功效】平肝潜阳，清火熄风。适用于肝火亢盛、阴虚阳亢所致头痛头胀、眩晕耳鸣、心烦失眠。

★ 女贞桑葚粥

【原料】女贞子 15 克，桑葚 18 克，大米 100 克，墨莲草 20 克，冰糖适量。

【制法】将 3 味药分别淘洗干净，一同放入砂锅中，水煎去渣取汁，再把药汁与大米一同煮粥，当米熟粥成，入冰糖使其溶化，调匀即成。

【用法】每日 2 次，分早、晚餐服食。

【功效】滋补肝肾。适用于肝肾阴虚所致头痛头晕、心烦失眠。

★ 薄荷粳米粥

【原料】粳米 100 克，薄荷 30 克，冰糖适量。

【制法】将薄荷煎汤候冷，用粳米煮粥，当粥将成时，加入冰糖适量及薄荷汤，再煮一二沸即可。

【功效】清利头目，疏散风热。适用于外感风热头痛。

★ 山楂粥

【原料】大米 100 克，山楂（图 2-4）45 克，红糖适量。

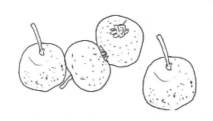

图 2-4　山楂

【制法】先将山楂水煎取汁，再将药汁与淘洗干净的大米一同放入锅中，加清水适量，文火煮粥，当粥将成时调入红糖，使之充分混合溶化即可。

【用法】每日 2 次，分早、晚温热服食。

【功效】健脾益胃，活血化瘀。适用于瘀血阻络之头痛。

★黑豆活血粥

【原料】黑豆、粳米各 100 克，鸡血藤 30 克，苏木 15 克，元胡粉 5 克，红糖适量。

【制法】先把黑豆洗净，放入锅内，加水适量，煮至五成熟；另把苏木、鸡血藤加水煎煮 40 分钟，滤去药渣，将药液与黑豆同煮，到八成熟放入粳米、元胡粉及适量清水，煮到豆熟烂，加红糖搅匀即可。

【用法】每日 1 剂，分 2 次食。

【功效】补肾活血，通络止痛。适用于血瘀头痛。

★人参黄芪粥

【原料】白参 3 克，黄芪、甘草、白术各 10 克，白糖适量，大米 100 克。

【制法】将白参洗净切片，与黄芪、白术以及甘草同煎取汁，去渣后与淘洗干净的大米共煮成稀粥。

【用法】日服 1 剂，分数次食用。

【功效】具有大补元气、补脾益肺以及清热解毒的功效，适用于气虚头痛，症见头痛绵绵，过劳益甚。

★杞菊地黄粥

【原料】菊花 10 克，熟地黄 15 克，枸杞子 20 克，大米 100 克。

【制法】把枸杞子、熟地黄加水先煎，后下菊花，取药汁与淘洗干净的大米共煮成稀粥。

【用法】日服 1 剂，温热食用。

【功效】具有滋补肝肾、疏风清热的功效，适用于肝阳头痛，症见头痛而眩，常偏重一侧，心烦易怒。

★苍耳子粥

【原料】苍耳子 10 克，大米 30 克。

【制法】把苍耳子文火炒焦，水煎，去渣取汁，然后加入大米煮粥。

【用法】每日 2 次。

【功效】祛风除湿。适用于风湿头痛。

★橘皮山药粥

【原料】鲜橘皮 30 克（干品 15 克），半夏 10 克，山药 10 克，大米 100 克。

【制法】将橘皮、半夏煎取药汁，去渣之后加入淘洗干净的大米、山药，加适量水，用旺火烧开后转以小火熬煮成稀粥。

【用法】日服 1 剂，温热食用。

【功效】具有理气止痛及补脾益肾的功效。适用于气虚头痛，症见头痛绵绵，过劳益甚。

★菊花粥

【原料】大米 50 克，菊花末 10 克。

【制法】将大米淘洗干净，放入锅中，加水煮粥，当粥熟时调入菊花末，再煮一二沸即可。

【用法】分早、晚温热服食，每日 2 次。

【功效】散风热，清肝火。适用于风热及肝火头痛。

★菊苗粥

【原料】大米 100 克，新鲜甘菊嫩芽或幼苗 70 克，冰糖适量。

【制法】把菊苗洗净切细，水煎取汁，再将药汁与淘洗干净的大米、冰糖一同放入锅中，加适量清水，煮成稀粥即可。

【用法】每日 2 次，分早、晚温热服食。

【功效】清头目，泻肝火。适用于肝火头痛。

★天麻钩藤红枣粥

【原料】天麻 12 克，钩藤 15 克，大米 100 克，红枣 6 枚，白糖适量。

【制法】将天麻和钩藤一同放入砂锅中，加入清水适量，水煎去渣取汁，再把药汁与淘洗干净的大米、红枣共同煮粥，当粥将成时加入白糖调匀，稍煮即可。

【用法】每日 2 次，分早、晚温热服食。

【功效】平肝息风，止痛定眩。适用于肝火亢盛、阴虚阳亢之头痛头胀。

★地黄枣仁粥

【原料】大米 100 克，生地黄、酸枣仁各 30 克。

【制法】将酸枣仁捣碎，和生地黄一同水煎去渣取汁，再把药汁与淘洗干净的大米共煮成稀粥。

【用法】每日 1～2 次，分早、晚温热服食。

【功效】清心火，滋肾水，安心神。适用于阴虚内热之头痛头晕、心烦失眠。

★葛根大米粥

【原料】葛根粉 15 克，大米 50 克。

【制法】大米淘洗干净，与葛根粉一同放入锅中，再加入清水适量，共煮成粥。

【用法】每日 2 次，分早、晚温热服食。

【功效】解痉止痛，解肌退热。适用于风邪侵袭之头痛。

★芹菜粥

【原料】大米 100 克，新鲜芹菜 60 克。

【制法】将芹菜洗净，切碎，和淘洗干净的大米一同放入锅中，再加入适量清水，共煮成粥。

【用法】每日 2 次，分早、晚温热服食。

【功效】清热利湿，平肝降压。适用于肝火亢盛之高血压头痛。

★白术泽泻红枣粥

【原料】泽泻 9 克，红枣 3 枚，白术 12 克，大米 50 克。

【制法】将白术、泽泻一同放入砂锅中，水煎去渣取汁，再把药汁和淘洗干净的大米、红枣一同煮粥即可。

【用法】每日 2 次，分早、晚温热服食。

【功效】化痰，健脾利湿。适用于痰浊内蕴之头痛眩晕。

★黄芪合欢粥

【原料】大米 100 克，黄芪 15 克，合欢花 30 克，红糖适量。

【制法】将黄芪、合欢花分别淘洗干净，一同放入砂锅中，水煎去渣取汁，再将药汁与大米一同煮粥，当米熟粥成，入红糖溶化、调匀即成。

【用法】每日 2 次，分早、晚餐服食。

【功效】益气养心安神。适用于神经衰弱以心烦失眠、头痛头晕以及神疲乏力为突出表现者。

★藿香荷叶粥

【原料】藿香 15 克，冰糖 20 克，荷叶 40 克，大米 100 克。

【制法】将荷叶洗净，与藿香一同加水煎取药汁，和淘洗干净的大米一同入锅，用旺火烧开后转以小火熬煮成稀粥，加入冰糖稍煮即成。

【用法】日服 2 次。

【功效】温热食用具有解暑化湿、行气和胃以及升清降浊的功效。适用于风湿头痛，症见头痛如裹，肢体倦怠，食少胸闷。

★归杞红枣粥

【原料】当归 12 克，白芍 18 克，枸杞子 15 克，红枣 10 枚，大米 100 克，白糖适量。

【制法】将当归、枸杞子、白芍水煎取汁，再把药汁与淘洗干净的大米、红枣一同放入锅中，文火煮粥，当粥将成时调入白糖，使之充分混合溶化即可。

【用法】每日 2 次，分早、晚温热服食。

【功效】补养气血，益肾清肝。适用于肝肾阴虚、阴虚阳亢及气血不足所致头痛。

★半夏天麻荷叶粥

【原料】荷叶 12 克，半夏 6 克，天麻 10 克，大米 100 克，白糖适量。

【制法】将半夏、天麻以及荷叶一同放入砂锅中，加入清水适量，水煎去渣取汁，再将药汁与淘洗干净的大米共同煮粥，当粥将成时加入白糖调匀，稍煮即可。

【用法】每日 2 次，分早、晚温热服食。

【功效】息风化痰，健脾祛湿。适用于痰浊上蒙之头痛头晕、头重如裹。

★天麻猪脑粥

【原料】猪脑 1 个，天麻 10 克，大米 150 克。

【制法】将猪脑洗净，和天麻一同放入砂锅中，再加入大米及清水适量，共同煮成稀粥，以大米熟烂、猪脑熟透为度。

【用法】每日晨起温服 1 次。

【功效】滋养益脑，平肝息风。适用于各种头痛，对肝肾阴虚、气血不足所致者十分适宜。

★远志猪心莲米粥

【原料】远志 30 克，猪心 1 个，莲子 20 克，大米 100 克。

【制法】将远志、莲子烘干，研为末；猪心洗净、切碎，然后与淘洗干净的大米一同放入锅中，加入清水适量，武火煮沸后，改以文火煮至米、肉熟烂，粥成。

【用法】每日2次，早、晚食用。

【功效】益肾养心，安神。适用于神经衰弱以头痛头晕、心烦失眠为突出表现者。

★羊骨粥

【原料】大米60克，羊骨1000克，食盐、葱白、生姜各少许。

【制法】把羊骨洗净、捶碎，加水煎汤，然后以汤代水，与淘洗干净的大米一同放入锅中煮粥，当粥将成时，加入食盐及洗净切碎的葱白及生姜，再稍煮即可。

【用法】每日2次，早、晚空腹温热食用。

【功效】补肾气，强筋骨。适用于中老年人肾虚头痛及产妇头痛。

★防风粥

【原料】连根葱白10克，防风（图2-5）15克，大米60克。

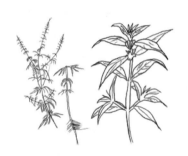

图2-5　防风

【制法】先将防风、葱白水煎去渣取汁。另把大米煮粥，当粥将成时，加入药汁，继续煮至米熟粥成即可。

【用法】每日2次，早、晚空腹温热食用。

【功效】祛风解表，散寒止痛。适用于风寒感冒头痛。

★枸杞羊脑粥

【原料】羊脑1个，羊肉60克，枸杞叶250克，葱白2根，大米60～90克，食盐少许。

【制法】将羊肉洗净、切碎；新鲜羊脑剖洗干净、切碎；葱白洗净，切成细丝；枸杞叶水煎去渣取汁。将葱白丝、药汁与淘洗干净的大米一同放入锅中，加入清水适量，武火煮沸后，改以文火煮粥，当米熟粥将成时，放入羊脑、羊肉，继续煮至羊肉熟烂粥成，加入食盐稍煮即可。

【用法】每日1次，空腹食用。

【功效】滋肾阴，补肾气，壮肾阳。适用于各种原因引起的慢性头痛。

★酒酿粥

【原料】西米100克，甜酒酿100克，鸡蛋1个，红枣50克，桂花糖10克，红糖50克。

【制法】将红枣去核并洗净切丝，鸡蛋去壳置碗内打散，西米用清水浸泡；清水上锅烧开，加入甜酒酿、红糖、红枣、西米，烧煮成稀粥，淋上打散的鸡蛋，撒上桂花糖即成。

【用法】日服1剂。

【功效】具有益气生津、活血行经的功效，适用于头痛、头风等症。

★荆芥粥

【原料】薄荷5克，荆芥、淡豆豉各10克，大米80克。

【制法】先把荆芥、淡豆豉、薄荷水煎煮沸5分钟（不宜久煎），去渣取汁。另将大米煮粥，当粥将成时，加入药汁，继续煮到米熟粥成即可。

【用法】每日2次，早、晚空腹温热食用。

【功效】清利咽喉，发汗解表，退热除烦。适用于伤风感冒头痛。

★石膏菊芷粥

【原料】石膏30克，白芷10克，菊花10克，大米100克。

【制法】将石膏加2000毫升水，煎取1000毫升药汁，去渣之后加入菊花和白芷，共煮成800毫升，去渣和淘洗干净的大米一同入锅，加200毫升水，用旺火烧开后转用小火熬煮成稀粥，调入白糖适量。

【用法】日服1剂，分数次食用。

【功效】具有清热泻火、止渴除烦以及散湿止痛的功效。适用于风热头痛等症。

★酸梅粥

【原料】西米50克，酸梅粉25克，白糖100克。

【制法】把西米用凉水浸透，酸梅粉用清水调匀，清水入锅烧开，加入白糖、酸梅粉、西米，共煮成糊粥。

【用法】日服1剂，分数次食用。

【功效】凡血热火旺者不宜服用。具有生津止渴、和胃消食以及行气止痛的功效。适用于适用于头痛、烦躁、吐泻、痢疾、胃痛等症。

★人参核桃粥

【原料】人参 2 克，粳米 100 克，核桃仁 10 克，冰糖适量。

【制法】人参洗净，切片，与核桃仁、粳米同入锅，加水适量，用旺火煮沸，再用文火熬成稀粥，最后加入冰糖稍煮即成。

【用法】每日服 1 剂，分数次食用。

【功效】补肾温肺，大补元气。适用于血虚头痛。

★薏苡仁粥

【原料】薏苡仁 30 克，茯苓 20 克，白芷、陈皮各 9 克。

【制法】将白芷、茯苓以及陈皮水煎取汁，然后与淘洗干净的薏苡仁一同煮为稀粥即可。

【用法】每日 1～2 次，温热服食。

【功效】理气，化痰，止痛。适用于痰浊头痛。

（2）菜谱

★冬笋炒杞叶

【原料】嫩枸杞叶 100 克，冬笋、水发香菇各 30 克，猪油 35 毫升，食盐、味精以及白糖各适量。

【制法】将嫩枸杞叶择洗干净；冬笋、水发香菇分别洗净，切为细丝。炒锅上火，加入猪油，烧至七成热时，放入水发香菇、冬笋略炒，随即加入枸杞叶煸炒颠翻几下，加入食盐、味精以及白糖略炒片刻即成。

【用法】佐餐食用。

【功效】清热养血，益智安神。适用于血虚有热之头痛头晕失眠。

★芹菜炒香菇

【原料】水发香菇 50 克，芹菜 400 克，干淀粉、菜油、调料适量。

【制法】将芹菜择去叶、根，洗净切段，盐渍 10 分钟，清水漂洗，沥干。香菇切片，淀粉、醋、味精加水 50 毫升兑成芡汁当用。炒锅内菜油烧到冒烟无泡沫，放入芹菜煸炒 2～3 分钟，加入香菇片，迅速炒匀，加酱油，炒 1 分钟，淋入芡汁速炒起锅。

【用法】佐餐食用。

【功效】平肝潜阳。适用于肝风头痛。

★清蒸杞菜排骨

【原料】猪排骨 500 克，淡菜 70 克，枸杞子 20 克，葱段、生姜片、料酒、十三香、味精、食盐、香油各适量。

【制法】将猪排骨洗净，并切成3厘米左右的方块，沥干血水，放入汤盆中；淡菜用温水浸泡洗净，和枸杞子一同排放在猪排骨上，加入适量清水和食盐、十三香、料酒，再将葱段、生姜片盖在淡菜上面，上笼以旺火蒸40分钟，以排骨酥烂为好；出笼之后加入香油、味精，用筷子稍稍搅拌即成。

【用法】佐餐食用。

【功效】滋阴养肝补肾。适用于肝肾阴虚之头痛头晕、腰膝酸软。

★红旱莲炒豆腐

【原料】取红旱莲（又名金丝蝴蝶）嫩茎叶300克，豆腐200克，食盐、葱花、味精、豆油各适量。

【制法】先把红旱莲去杂洗净切段；豆腐切块入沸水锅焯一下，捞出净锅上火，加油烧热，放入葱花煸香，放入豆腐、红旱莲、食盐和适量水，烧沸改以小火，炖至红旱莲入味，撒上味精，出锅即成。

【用法】佐餐食用。

【功效】脾胃虚寒者不宜食用。具有益气和中、平肝消肿以及清热解毒的功效，适用于头痛、消渴、跌打损伤、吐血、疮疖、体虚等症。

★枸杞菊花肉片

【原料】菊花瓣（鲜）100克，枸杞子10克，猪瘦肉600克，鸡蛋3个，鸡汤150毫升，食盐3克，白砂糖3克，胡椒粉2克，芝麻油3克，绍酒20克，葱、姜各20克，淀粉50克，味精适量，猪油1000毫升。

【制法】把猪瘦肉去皮、筋后切成薄片；菊花瓣用清水轻轻洗净，用凉水泡上；鸡蛋去黄留清；姜、葱洗净后都切成指甲片。肉片用蛋清、食盐、绍酒、味精、胡椒粉、淀粉调匀浆好；用食盐、白砂糖、鸡汤、味精、胡椒粉、湿淀粉、芝麻油兑成汁。炒锅置武火上烧热，放入猪油1000毫升，当油五成热时投入肉片，滑散后倒入漏勺沥油，锅接着置火上，放进50毫升熟油，当油五成热时，下入姜、葱稍炒，即倒入肉片和洗净的枸杞子，烹入绍酒，随之把兑好的汁搅匀倒入锅内，先翻炒几下，将菊花瓣接着倒入锅内，翻炒均匀即可。

【用法】佐餐食。

【功效】滋阴补肾。适用于肾阴虚头痛。

★蒜泥马齿苋

【原料】鲜马齿苋100克，大蒜15克，味精、食盐、香油各适量。

【制法】鲜马齿苋去根洗净，投入沸水中焯一下，捞出沥干，切成小段；大蒜剥皮，洗净后捣成蒜泥。之后把切好的马齿苋放入碗中，加大蒜泥拌匀，用食盐、味精以及香油调味即成。

【用法】佐餐食用。注意即拌即食，不宜久放。

【功效】清热解毒，理气和胃。适用于脾虚肝旺之高血压病头痛眩晕。

★天麻鱼头

【原料】天麻 25 克，茯苓、川芎各 10 克，鲜鲤鱼 1 尾，酱油、料酒、味精、食盐、白糖、胡椒粉、香油、葱、生姜、湿淀粉各适量。

【制法】将川芎、茯苓以及天麻用米泔水浸泡 4～6 小时，捞出天麻置米饭上蒸透，切成片；将鲜鲤鱼淘洗干净，装入盆内。将天麻片、川芎放入鱼头内，茯苓放入鱼腹中，然后加入葱、生姜以及适量清水，上笼蒸约 30 分钟。将鱼蒸好后，拣去葱和生姜；另用湿淀粉、清汤、白糖、食盐、料酒、味精、酱油、胡椒粉、香油烧开勾芡，浇在鱼身上即成。

【用法】佐餐食，每日 2 次。

【功效】行气活血。适用于瘀血头痛及肾虚头痛。

★香酥肥鸭

【原料】光鸭 1 只，植物油 750 毫升（实耗约 50 毫升），花椒盐、葱、生姜、黄酒、番茄酱各适量。

【制法】光鸭洗净，在鸭的翅膀下开洞掏出内脏，洗净鸭之后沥干水。鸭里外用花椒盐搓匀，再撒一些花椒盐腌 1 小时，加入适量葱、姜、黄酒，上蒸笼蒸至九成熟，取出，冷透。炒锅上火，放油烧至油面冒烟，再把整只鸭子放入炸到金黄色，炸的过程中，要经常将鸭子翻身，炸透至皮酥肉烂，以筷子能戳动时即可捞出。食时再用花椒盐及番茄酱等作调料食用。

【用法】佐餐食用。

【功效】具有滋阴养胃、清肺补血以及利水消肿的功效。适用于血晕头痛、阴虚失眠、小便不利等症。

★银耳豆腐

【原料】嫩豆腐 300 克，银耳 50 克，香菜叶 10 克，食盐、味精、香油、湿淀粉以及鲜汤各适量。

【制法】将银耳用温水泡发、洗净，放在沸水锅中焯透，捞出之后均匀地摆放在盘中；嫩豆腐压碎成泥，加入食盐、味精以及湿淀粉搅成糊状备用。在调好的豆腐泥上撒香菜叶，上笼蒸 5 分钟左右，取出之后均匀地摆在装有银耳的盘子里。锅中加入食盐、鲜汤，煮沸后加味精，用湿淀粉勾芡，浇在银耳及豆腐上，淋上香油。

【用法】当菜佐餐，随意食用。

【功效】滋阴降火。适用于阴虚火旺之头痛头晕、心烦失眠。

★天麻陈皮炖猪脑

【原料】猪脑 1 个，陈皮、天麻各 10 克。

【制法】将猪脑挑净血筋洗净，陈皮及天麻洗净，置砂盅内，加适量清水，隔水炖熟。

【用法】分次服食，连服 10 日。

【功效】适用于痰浊头痛，症见头痛昏蒙、平素多痰、胸脘满闷以及时有恶心或呕吐痰涎。

★凉拌苦瓜

【原料】新鲜苦瓜 2 根（约 250 克），葱花、生姜丝、食盐、白糖、味精、酱油、香油各适量。

【制法】把苦瓜洗净，去子，以开水浸泡 3 分钟，切成细丝，拌入葱花、生姜丝，再加入食盐、白糖、酱油、味精以及香油调味即成。

【用法】佐餐食用。

【功效】泻肝火，清头目。适用于肝火亢盛所致头痛头胀、眩晕耳鸣。

★扁豆羊肉丝

【原料】扁豆 200 克，羊肉 200 克，花椒、食盐、白糖、味精、黄酒、葱、生姜、蒜、麻油以及湿淀粉各适量。

【制法】将羊肉洗净切成丝；扁豆摘去老筋，洗净并切成丝，放开水锅内烫一下，捞出放凉水中过凉，捞出控水。炒锅上火，放入花椒、麻油，炸出香味时将花椒捞出，放入羊肉丝、葱丝以及生姜丝，煸炒见肉丝断生，烹入黄酒，加食盐、白糖、味精、蒜末翻炒，开锅后用湿淀粉勾芡，出锅即成。

【用法】佐餐食用。

【功效】具有健脾补中、补益气血的功效。适用于气血双虚、眩晕头痛等症。

★山楂配黄瓜

【原料】顶花带刺的嫩黄瓜 3 根，鲜山楂 12 个。

【制法】将鲜山楂洗净，放入锅中蒸 20 分钟，晾凉后将山楂子挤出留山楂肉。把嫩黄瓜先用少许盐水洗，再以清水冲洗。

【用法】在早、中、晚饭中，每顿吃 4 个山楂，同时在早、中、晚饭之后 1～2 小时内各吃 1 根嫩黄瓜。

【功效】清热，消食，散瘀。适用于内热、血瘀头痛。

★百合炒芹菜

【原料】鲜百合 200 克，干红辣椒 2 个，芹菜 500 克，食盐、味精、白糖、黄酒、植物油、葱花以及生姜末各适量。

【制法】将芹菜摘去根和老叶，洗净，放入沸水锅中烫透之后捞出，沥净水，大棵根部（连同部分茎）先竖刀切成 2～3 瓣，再横刀切成约为 3 厘米长的段；百合去杂质后洗净，剥成片状；干红辣椒去蒂、去籽，洗净，切成细丝以备用。炒锅上火，放入植物油烧热，下葱花、生姜末以及干红辣椒炝锅，随即倒入百合瓣、芹菜段继续煸炒透，烹入黄酒，加入白糖、食盐、味精以及清水少许，翻炒几下，出锅装盘即成。

【用法】当菜佐餐，随意食用。

【功效】滋阴降火，宁心安神。适用于阴虚火旺之头痛失眠。

★枸杞炖羊脑

【原料】羊脑 1 个，枸杞子 30g。

【制法】加入适量水，隔水炖之，熟后调味服食，

【用法】每天 1 次。

【功效】补血安神。民间常用以治疗血虚头痛。

★瓜皮蘸白糖

【原料】鲜西瓜皮及白糖各适量。

【制法】把鲜西瓜皮削去外皮，洗净之后入锅中蒸 10 分钟即可。

【用法】每日 2 次，分早、晚蘸白糖食用。

【功效】清热止渴，利尿。适用于内热炽盛之头痛失眠。

★芝麻藕条

【原料】生芝麻 500 克，莲藕 1250 克，冰糖 450 克。

【制法】将莲藕洗净、去皮，切成条状。生芝麻压碎之后放入藕条，拌入冰糖，上锅蒸熟即成。

【用法】将藕条分成 5 份，凉后食用，每日 1 份。

【功效】滋阴清热，养血活血。适用于肝火亢盛、瘀血阻络所引起的头痛。

★清蒸猪脑

【原料】香菇 3 个，猪脑 1 个，食盐、鸡汤、葱花、味精各适量。

【制法】将香菇泡发后洗净，猪脑去血筋、洗净，备用。把鸡汤倒入汤盆中，加入食盐、味精搅匀，放入猪脑、香菇以及葱花，上笼蒸熟即成。

【用法】佐餐食用。

【功效】益智健脑，补肾养肝。适用于头晕、头痛、失眠。

★ 玫瑰羊心

【原料】羊心 500 克，玫瑰花 8 克（鲜品加倍），食盐适量。

【制法】将玫瑰花去杂，和食盐一同放入锅中，加入清水适量，水煎 15 分钟，取汁备用。将羊心洗净，切成薄片，串在烤签上（竹签也可），边烤边蘸玫瑰花盐水，直至羊心烤熟即成。

【用法】佐餐食用。

【功效】疏肝解郁，宁心安神。适用于肝气不疏、思虑劳倦引起的头痛头晕、心烦失眠。

★ 香油拌菠菜

【原料】鲜菠菜 250 克，香油及食盐各适量。

【制法】把鲜菠菜洗净，用开水烫 3 分钟，捞起后拌入香油、食盐即可。

【用法】每日 2 次，佐餐食用。

【功效】健脾养血，清热润肺，活血化瘀。适用于瘀血阻络、气血不足之头痛头晕、失眠健忘。

★ 海带爆木耳

【原料】水发海带 70 克，水发黑木耳 150 克，大蒜 1 瓣，植物油、葱花、酱油、食盐、白糖、味精以及香油各适量。

【制法】把黑木耳、海带洗净，切丝备用。大蒜切成薄片，与葱花一同倒入烧热的植物油锅中爆香，再倒入海带丝、黑木耳丝，急速翻炒，之后加入酱油、食盐、白糖以及味精，淋上香油即可。

【用法】佐餐食用。

【功效】安神助眠，活血化瘀。适用于瘀血阻络之头痛失眠。

★ 马兰头拌豆腐干

【原料】豆腐干 50 克，马兰头 200 克，食盐、白糖、味精、香油各适量。

【制法】把豆腐干切成细丁，用开水略烫一下。马兰头去杂洗净，用沸水焯一下，凉后切成细末，与豆腐干拌匀，加食盐、白糖、味精，淋上香油，调匀即成。

【用法】佐餐食用。

【功效】泄浊和中，清肝降火。适用于肝火亢盛、痰浊内蕴之头痛头胀、头重如蒙。

★菊花肉丝拌菠菜

【原料】猪瘦肉 300 克，鲜菠菜 150 克，菊花 50 克，鸡蛋清、食盐、料酒、湿淀粉、鸡汤、香油、植物油、味精、胡椒粉、葱丝、生姜丝、白糖各适量。

【制法】先把鲜菠菜洗净，用开水烫 3 分钟，捞出后拌入香油、食盐备用；菊花瓣用清水洗净；猪瘦肉切丝，用食盐、鸡蛋清、料酒浆好；鸡汤、湿淀粉、味精、胡椒粉、白糖兑成料汁备用。炒锅上旺火，加入植物油，烧至六成热时下入肉丝快炒，再加入生姜丝、葱丝炒几下，倒入料汁快速翻簸，当收汁时，撒上菊花瓣颠匀，放入菠菜调和，稍热，起锅即成。

【用法】佐餐食用。

【功效】滋阴清热，健脾养血。适用于阴虚阳亢、脾虚肝旺之头痛。

★芹菜炒猪肝

【原料】芹菜 300 克，猪肝 200 克，植物油、食盐、红糖、酱油、湿淀粉、米醋、料酒、十三香、味精各适量。

【制法】将猪肝洗净，切成块状用湿淀粉、料酒以及红糖拌一下，放入热油锅中，炸至猪肝变色后捞出；芹菜洗净，切成条状以备用。锅中留油少许，投入芹菜翻炒几下，再入猪肝、食盐、酱油及十三香，继续翻炒至芹菜与猪肝熟透，用米醋、味精调味即可。

【用法】佐餐食用。

【功效】补气养血，清热利湿。适用于慢性头痛，证属湿热滞中、气血不足者。

★桂圆童子鸡

【原料】童子鸡 1 只（约重 1500 克），枸杞子 50 克，桂圆肉 30 克，黄酒、葱段、生姜片、十三香以及食盐各适量。

【制法】将童子鸡宰杀后去毛杂和内脏，洗净，剁去鸡爪，把腿别在鸡翅下面，使其团起来，放入沸水中氽一下，以去除血水。然后将鸡放在汤盆内，加入枸杞子、桂圆肉、葱段、生姜片、黄酒、十三香、食盐，加入清水适量，放入蒸笼中蒸 1 小时左右，至鸡肉熟烂即可。

【用法】佐餐食用。

【功效】益肝肾，补气血，安心神。身体虚弱所引起的慢性头痛头晕、失眠健忘。

（3）汤羹方

★清脑羹

【原料】银耳、蜜炙杜仲各 10 克，冰糖 20 克，猪油适量。

【制法】把银耳用温水浸泡 30 分钟，然后去杂质洗净，并撕成片状；冰糖置锅中，加少许水以小火熬至糖呈微黄色，去渣备用；杜仲置锅中，加清水烧 20 分钟，取药汁约 300 毫升，反复 3 次，共取 1000 毫升药汁，与银耳和适量清水一同用旺火烧沸再转以小火烧熬 3 ～ 4 小时，当银耳烂时加入冰糖液，起锅前加入少许猪油即成。

【用法】佐餐食用。

【功效】具有滋补肝肾、清脑宁神以及壮腰膝的功效。适用于肝肾阴虚引起的头晕头痛、耳鸣失眠、腰酸膝软以及神疲乏力等症。

★生姜橘皮汤

【原料】生姜、橘皮各 15 克。

【制法】将生姜切片，橘皮研末，备用。将上述两味放入砂罐，加适量水，文火煎煮 15 分钟，待水沸起泡即可。

【用法】滤去药渣，每次 30 ～ 50 毫升，日服 3 次，空腹服药液。

【功效】适用于痰浊头痛。

★冬瓜草鱼汤

【原料】冬瓜及草鱼各 200 ～ 250 克，姜、葱、食盐各适量。

【制法】先将草鱼用油煎至金黄色，后与冬瓜一起入锅，加清水适量煮汤，沸后以文火炖 3 ～ 4 小时，加适量姜、葱以及食盐调味。

【用法】每日 1 剂，连服数日。酌量分次食。

【功效】适用于血虚头痛。

★川芎三七鸡肉汤

【原料】鸡肉 90 克，川芎、枸杞子各 15 克，当归 12 克，三七 6 克。

【制法】将鸡肉洗净、切块；当归、枸杞子、川芎洗净；三七洗净、打碎。把全部用料一齐放入锅内，加适量清水，武火煮沸后，文火煮 2 小时，调味即可。

【用法】随量饮用。

【功效】活血补血，行气头痛。适用于血虚血瘀头痛。

★草鱼汤

【原料】草鱼 1 条（500 克），生姜片、葱段、料酒、食盐、酱油各适量。

【制法】把草鱼去鳞、鳃及内脏，洗净，加水煮食，加调料调味即可。

【功效】祛风散寒。适用于外感风寒头痛。

★乌龟百合汤

【原料】百合50克，龟肉250克，红枣10枚。

【制法】把龟肉洗净，切成小块，与洗净的百合、红枣一同放入砂锅中，加入清水适量，武火煮沸后，改以文火慢炖至龟肉熟烂即可。

【用法】食肉喝汤。

【功效】滋阴清热，养心安神。适用于阴虚内热之头痛心烦失眠。

★鹿茸川芎羊肉汤

【原料】羊肉90克，川芎12克，鹿茸（片）9克，锁阳15克，红枣少许。

【制法】将羊肉洗净、切块；锁阳、川芎、红枣（去核）洗净。把全部用料一齐放入锅内，加适量清水，武火煮沸后，文火煮2小时，调味即可。

【用法】适量饮用。

【功效】补肾壮阳。适用于肾阳虚头痛。

★山药杞枣鸽子肉汤

【原料】山药、枸杞子以及小枣各20克，鸽子1只。

【制法】把鸽子用水淹死，去毛和内脏。将前3味用水浸泡2小时，放入鸽子腹腔内缝合，不放盐，隔水蒸熟。

【用法】饮汤，吃肉。

【功效】健脾补肾。适用于肾虚头痛。

★山药黄豆桑葚汤

【原料】黄豆、山药各30克，三七、桑葚、钩藤各10克。鸡肉200克。

【制法】把前5味水煎，去渣取汁，入砂锅内，与鸡肉（切块）炖熟烂。

【用法】饮汤，吃肉，每日1剂，分3次服。

【功效】补肾益气补血。适用于肾虚头痛。

★参附鸡汤

【原料】母鸡半只，党参、附片、生姜各30克，葱、食盐、味精各少许。

【制法】将母鸡去毛及肠脏，洗净，入锅与党参、附片以及生姜块共炖汤，炖2小时，用食盐、葱、味精等调味。

【用法】每日分2次佐餐食，连服15日。

【功效】适用于肾阴虚头痛，症见头脑空痛、眩晕耳鸣、腰膝酸痛乏力、神疲以及失眠等症。

★芹菜根鸡蛋汤

【原料】鸡蛋 2 个，芹菜根 250 克。

【制法】将上味同煮，蛋熟即成。

【用法】连汤服食，早晚 2 次。

【功效】潜阳息风。适用于肝风上扰之头痛。

★香菜鸡蛋汤

【原料】鸡蛋 1 个，取鲜香菜 30～60 克。

【制法】把香菜洗净，加 400 毫升水煎至 200 毫升，去渣，另取鸡蛋打散之后加入汤中煮熟，调味服用。

【用法】佐餐食用。

【功效】具有健脑益智及健胃止痛的功效。适用于紧张性头痛、月经性头痛以及虚寒性胃痛等症。

★荸荠芹菜汤

【原料】荸荠 100 克，荠菜 60 克，芹菜 80 克，植物油、食盐、味精各适量。

【制法】将芹菜洗净，切成小段，入沸水中焯一下；荸荠去皮，洗净，十字切开；荠菜洗净，切碎。然后起油锅，加热之后放入芹菜翻炒 3 分钟，加入荸荠和清水适量，煮沸 5 分钟后再加入荠菜，炖二沸放入食盐及味精调味即成。

【用法】每日 2 次，分早、晚服食。

【功效】清热平肝。适用于肝火亢盛之头痛。

★银耳杏仁豆腐汤

【原料】豆腐 150 克，银耳 20 克，甜杏仁（图 2-6）50 克，粟米 50 克，火腿片少许，猪瘦肉 200 克，食盐适量。

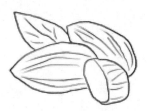

图 2-6　甜杏仁

【制法】将粟米、甜杏仁、豆腐、火腿片以及猪瘦肉用清水漂洗干净，甜杏仁去衣，豆腐切成片，火腿切成小方块，猪瘦肉切成粒状，备用；银耳用清水浸透泡发，洗净备用。取汤锅上火，加清水适量，用旺火烧沸，下入银耳、甜杏仁、粟米、火腿片、猪瘦肉，改以中火炖约 1 小时，加入豆腐及食盐即成。

【用法】佐餐食用。脾胃虚寒之人不宜多服用。

【功效】具有健脾开胃、清热润燥的功效。适用于适用于头痛、失眠烦躁、大便不畅、烟酒过度等症。

★天麻甲鱼汤

【原料】甲鱼（图 2-7）400 克，天麻 18 克，食盐、味精各适量。

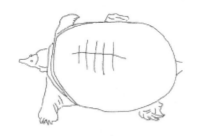

图 2-7　甲鱼

【制法】将甲鱼宰杀，去内脏洗净，与天麻一同放入锅中，武火煮沸后，改以文火慢炖，至甲鱼熟烂，加入味精、食盐，再煮 3 分钟即成。

【用法】每 3 日 1 次，空腹食肉喝汤。

【功效】滋阴养血，补肾健脑。适用于肝肾阴虚之头痛头晕、腰膝酸软以及心烦失眠。

★当归枸杞羊肉汤

【原料】羊肉（切丝）100 克，当归 15 克，枸杞子 12 克，食盐少许，黄酒 150 毫升。

【制法】将当归、枸杞子用水煎煮 40 分钟，去渣之后加入黄酒、羊肉丝和食盐，共炖至羊肉熟烂即成。

【用法】每日 1 次，晚饭前空腹食肉喝汤。

【功效】补肾养血，宁心安神，活血止痛。适用于肾虚、血虚头痛失眠，特别适用于更年期女性患者。

★二菜汤

【原料】淡菜 20 克，荠菜 50 克。

【制法】荠菜洗净，切碎；淡菜洗净，泡发。将淡菜加水煎煮 30 分钟，再放入荠菜煮沸即可。

【用法】每日服食 1 次。

【功效】平肝潜阳，滋阴清热。适用于头痛证属肝火亢盛、阴虚阳亢者。

★海蜇荸荠大枣汤

【原料】荸荠 100 克，海蜇皮 50 克，红枣 10 枚，天麻 9 克，白糖适量。

【制法】将海蜇皮洗净；荸荠去皮，洗净，切片；之后和洗净的红枣、天麻一同放入锅中，加入清水适量，共煮汤，当汤成时捞出天麻，调入白糖即可。

【用法】每日 2 次，吃海蜇皮、荸荠以及红枣，并喝汤。

【功效】清热平肝，健脾化痰。适用于头痛证属脾虚肝旺、痰浊内蕴者。

★绿豆海蜇汤

【原料】绿豆及海蜇皮各 50 克。

【制法】将绿豆淘洗干净；海蜇皮洗净，切成细条。把绿豆、海蜇条一同放入锅中，加入适量清水，共煮成汤。

【用法】食绿豆、海蜇，并喝汤，每日 1 ～ 2 次。

【功效】平肝清热，化痰。适用于肝火、痰热头痛。

★荸荠海带玉米须汤

【原料】荸荠 10 个，海带及玉米须各 30 克。

【制法】将海带水发，切丝；荸荠洗净，去皮，切片；之后与玉米须一同放入锅中，加入适量清水，水煎成汤。

【用法】食海带、荸荠，并喝汤，每日 1 ～ 2 次。

【功效】清热化痰利水。适用于湿热痰浊上蒙之头痛。

★鲩鱼冬瓜汤

【原料】冬瓜 250 ～ 500 克，鲩鱼 250 克，植物油、食盐各适量。

【制法】把鲩鱼去鳞鳃及内脏，洗净，下热油锅，煎至鱼尾呈金黄色，再放入洗净切好的冬瓜块，加清水适量，炖汤 3 ～ 4 小时，汤成后加少许食盐调味即成。

【用法】不拘时食用。

【功效】具有平肝、祛风、利尿、清热的功效，适用于因肝阳上亢所引起的头痛眼花、高血压以及肾炎水肿或其他原因所致的水肿。

★茼蒿鱼头汤

【原料】大鱼头 1 个，鲜茼蒿菜 250 克，生姜 2 片，食盐适量。

【制法】鲜茼蒿菜洗净；鱼头去鳃洗净，用刀剖开。炒锅上火，放油烧热，将鱼头煎至微黄色。瓦煲内加清水适量，用旺火烧开，再放入鱼头和生姜片，改以中火继续煲滚 10 分钟，再放入茼蒿菜，当菜熟时加入食盐即成。

【用法】佐餐食用。

【功效】具有补益肝肾、健脑益智以及祛风止痛的功效。适用于头晕头痛、身体虚弱、记忆力减退、智力低下、精神不振、面色苍白等症。

★鲫鱼赤豆大蒜汤

【原料】鲫鱼 1 条（约 200 克），紫皮大蒜 1 头，赤小豆 60 克，葱段、生姜片、食盐、香油以及十三香各适量。

【制法】将鲫鱼去鳞、鳃及内脏，洗净；赤小豆淘洗干净；大蒜去皮，切片之后，与鱼、葱段、生姜片、十三香一同放入锅中，加入清水适量，以火文慢炖，至鱼熟汤成，用食盐、香油调味。

【用法】吃鱼喝汤。

【功效】健脾利水，祛风除湿，补益气血。适用于体虚风湿之头痛。

★清炖鸭汤

【原料】青头鸭 1500 克，赤小豆 250 克，葱段 25 克，草果 5 克，食盐适量。

【制法】将青头鸭宰杀之后去内脏洗净，再将草果、赤小豆洗净放入鸭腹内，缝好切口，放入锅中，加水适量，用旺火烧开后改为中火，烧至七成熟时放入葱段和食盐，炖熟即成。

【用法】佐餐食用。

【功效】具有和肝理气、健脾开胃、利尿消肿以及扶正祛邪的功效。适用于全身水肿、嗜睡疲倦、胸腹胀满、两耳失聪以及偏正头痛等症。

★菜根鹅蛋汤

【原料】鹅蛋 1 个，带根芹菜 1 棵（500 克以上）。

【制法】将芹菜洗净，切成寸节，与洗净的生鹅蛋一同放入锅中，加入清水适量，煮至蛋熟汤成即可。

【用法】将菜、汤分成 6 份，鹅蛋剥皮，切成 6 片泡在汤中，每日 3 次，喝 1 次汤，吃 1 份菜与 1 片鹅蛋。

【功效】清热平肝，养血安神。适用于肝火内热之头痛心烦失眠。

★驴肉汤

【原料】黑驴肉 500 克，豆豉、料酒、食盐、香油、十三香、味精各适量。

【制法】将驴肉洗净，切成块，放入锅中，加豆豉、料酒、十三香、食盐及适量清水，武火煮沸后，改以文火慢煮至驴肉熟烂，用香油、味精调味即可。

【用法】吃驴肉，并喝汤。

【功效】益气补血。适用于气血不足所引起的头痛头晕、头痛且空、神疲乏力。

★杞麦甲鱼汤

【原料】枸杞子30克，甲鱼1只（约500克），麦冬15克，料酒、葱丝、生姜丝以及食盐各适量。

【制法】将甲鱼宰杀，去内脏等，洗净，放入小盆中，加入清水适量，再放入枸杞子、麦冬、料酒、生姜丝、葱丝、食盐，清蒸至甲鱼熟烂即成。

【用法】吃甲鱼，并喝汤。

【功效】滋补肝肾。适用于肝肾阴虚之头痛眩晕、腰膝酸软以及耳鸣健忘。

★双耳甲鱼汤

【原料】甲鱼1只（重约750克），银耳、黑木耳各50克，葱段、生姜片、黄酒、香油、食盐各适量。

【制法】把甲鱼宰杀后从头颈处割开，剖腹，抽去气管，去内脏，剁去脚爪，入沸水锅中汆一下，刮去背壳黑膜，剁成数块，甲鱼壳和甲鱼肉一同放在汤锅内炖，把银耳、黑木耳水发后洗净，与食盐、葱段、生姜片以及黄酒一同放入甲鱼锅中，炖至甲鱼肉熟烂入味时，将生姜片捞去，淋上香油即成。

【用法】每日1次，佐餐食用。

【功效】滋养肝肾。适用于头痛且空，头晕耳鸣，经久不愈，证属肝肾阴虚者。

★茭白芹菜汤

【原料】芹菜50克，茭白30克。

【制法】将茭白洗净，和洗净、切条的芹菜一同放入锅中，加入清水适量，共煮成汤。

【用法】每日2～3次，吃芹菜、茭白，喝汤。

【功效】平肝清热除烦。适用于肝火亢盛之头痛头胀、耳鸣心烦。

★首乌黑豆炖甲鱼

【原料】黑豆60克，何首乌30克，枸杞子18克，甲鱼1只，红枣6枚，食盐、生姜片、十三香各适量。

【制法】将甲鱼宰杀，去内脏，洗净，切块，略炒备用。把黑豆、甲鱼块、何首乌、枸杞子、红枣、生姜片、食盐以及十三香一同放入锅中，加入清水适量，隔水炖至甲鱼熟烂即成。

【用法】吃肉喝汤。

【功效】滋肾养肝。适用于肝肾阴虚之头痛眩晕、腰酸腿软，耳鸣健忘。

★豆腐鱼头汤

【原料】豆腐 200 克，鲤鱼头 1 个，芡实 25 克，芹菜少许，葱花、生姜片、食盐以及香油各适量。

【制法】将鲤鱼头洗净，切成小块，放入锅中，加入葱花、生姜片及清水适量，武火煮沸后去浮沫，改以文火慢煮；芡实在热水中浸软去皮，放入鱼头汤锅中，加豆腐及食盐，淋上香油，再放入洗净、切碎的芹菜，稍煮片刻之后即成。

【用法】佐餐食豆腐及鱼头肉并喝汤。

【功效】滋养健脑。适用于神经衰弱、头痛头晕、失眠健忘。

★桂圆莲枣汤

【原料】红枣 10 枚，桂圆肉、莲子各 15 克，红糖适量。

【制法】把桂圆肉、莲子、红枣分别洗净，一同放入锅中，加入适量清水，武火煮沸后，改以文火炖 20～30 分钟，盛出后调入红糖即可。

【用法】食桂圆、红枣、莲子，喝汤。

【功效】健脾益肾，补气养血。适用于虚损性慢性头痛。

★佛手木瓜肉片汤

【原料】佛手 20 克，刀豆 50 克，木瓜 60 克，猪瘦肉、鲜番茄各 100 克，食盐、湿淀粉、葱花、生姜末、味精以及黄酒各适量。

【制法】将猪瘦肉洗净，切成薄片，放入碗中，加食盐、湿淀粉，抓揉均匀；番茄洗净，切成块状备用。佛手、刀豆以及木瓜洗净，木瓜切成片，与刀豆、佛手一同放入砂锅，加清水适量煎煮 30 分钟，用洁净纱布过滤，去渣取汁之后回入砂锅，视滤液量可酌加适量清水，武火煮沸后加入肉片、番茄，拌匀，放入葱花、黄酒、生姜末、食盐，以文火炖至肉熟汤成，放入味精调味即可。

【用法】佐餐食肉、番茄，喝汤。

【功效】疏肝理气解郁。适用于肝郁气滞所引起的头痛。

★黄芪当归乳鸽汤

【原料】乳鸽 2 只，黄芪 30 克，当归 12 克，食盐、黄酒各适量。

【制法】将黄芪、当归用布包好，与宰杀、去毛杂以及内脏洗净的乳鸽一同放入锅中，加入清水和黄酒各半，一同炖汤，直到鸽肉熟烂，加入食盐再稍煮即可。

【用法】每日 1 次，空腹食鸽肉并喝汤。

【功效】补肾虚，散风寒，活血止痛。适用于体质虚弱所引起的慢性头痛、神疲乏力。

★虫草甲鱼汤

【原料】甲鱼400克，冬虫夏草（图2-8）6枚，食盐、黄酒各适量。

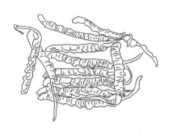

图2-8　冬虫夏草

【制法】先用水煎煮冬虫夏草3小时，再加入甲鱼、食盐以及黄酒，共炖至甲鱼肉熟烂即成。

【用法】空腹食甲鱼肉并且喝汤，每日1次。

【功效】养血宁心，补肾强身。适用于年老体弱之慢性头痛。

★猪脑天麻汤

【原料】猪脑100克，鲜汤100克，天麻10克，枸杞子9克，黄酒8克，生姜片5克，葱结5克，食盐、味精以及胡椒粉各适量。

【制法】将天麻洗净切成极薄片，烘干研末，枸杞子以温水洗一下，猪脑去净血筋洗净，与天麻末同放碗中，加入葱结、生姜片、味精、食盐、胡椒粉、黄酒、鲜汤，入蒸锅蒸熟透后取出，去葱、姜即成。

【用法】连用7天，日服1剂。

【功效】具有补脑祛风、止晕止痛的功效。适用于中青年用脑过度所引起的头痛、头晕。

（4）其他类

★活血止痛饼

【原料】桃仁15克，川芎18克，红花20克，小麦面粉400克，白糖适量。

【制法】将红花及川芎水煎2次，去渣取汁备用。把小麦面粉和白糖倒入面盆中，用药汁和适量清水调和，制成面饼若干个，再将桃仁去皮、尖，打碎、炒黄，平均摊放在饼上，入电饼铛制熟即可。

【用法】每日2次，作主食食用。

【功效】通络止痛，活血化瘀。适用于血瘀头痛。

★茯苓饼

【原料】面粉、茯苓粉、淀粉、白糖、蜂蜜、核桃仁、桂花各适量。

【制法】将面粉、茯苓粉以及淀粉加水调成面浆，并以此烘制皮子；另以蜂蜜、糖熬溶，加入桂花、核桃仁，拌匀成为馅，最后每取 40 克馅平摊 1 张皮子上，再覆上 1 张皮子即成。

【用法】作早餐主食或者点心食用。

【功效】具有健脾胃、益智安神以及补肾强腰的功效。适用于脾胃虚弱、惊悸健忘、不寐或多睡、遗精、神疲、面黄肌瘦、不耐思考以及用脑头痛等症。

★辛夷花鸡蛋

【原料】取辛夷花 10 ～ 20 克，鸡蛋 2 个。

【制法】把辛夷花与鸡蛋加适量水同煮至蛋熟，去壳之后再煮片刻，即成。

【用法】日服 1 次，连服 5 次为一个疗程。饮汤吃蛋。

【功效】具有祛风散寒、解毒以及消炎的功效。适用于风寒头痛、慢性鼻窦炎、鼻炎。

★荆芥鸡蛋

【原料】鸡蛋 1 个，荆芥末 3 克。

【制法】鸡蛋打一小孔，将荆芥末放入蛋中，湿纸封口，外用黄泥包裹，火中煨熟，去蛋壳和杂物。

【用法】日服 2 次。

【功效】具有疏风解表、清头目以及和少阳的功效。适用于外感风寒，邪恋少阳，日久不愈之偏头痛。

★桃仁蛋

【原料】桃仁 7 克，鸡蛋 1 个。

【制法】鸡蛋打一小孔，倒出 1/3 蛋清，然后把研成末的桃仁放入鸡蛋内，用筷子搅匀，再用黄豆秸取火烧熟，凉后即成。

【用法】每日 2 次，早晚各吃 1 个桃仁蛋。

【功效】活血化瘀，养血。适用于瘀血阻络之头痛。

★莲子生鱼鸡蛋

【原料】生鱼 1 条，莲子 100 克，鸡蛋 3 个，食盐适量。

【制法】将生鱼剖杀去鳞及内脏，洗净之后与莲子、鸡蛋一同加水煮熟，加食盐调味。

【用法】顿服。

【功效】具有清心醒脾及补中养神的功效。适用于紧张性头痛。

★淡菜松花蛋

【原料】淡菜 15 克，松花蛋 1 个。

【制法】把淡菜焙干研末，松花蛋去皮洗净即可。

【用法】每晚 1 次，以松花蛋蘸淡菜末吃。

【功效】补肝肾，益精血。适用于肝肾阴虚所引起的头痛。

★滋补鹌鹑蛋

【原料】胡萝卜 30 克，荷叶 20 克，鹌鹑蛋 5 只，山药 15 克，红枣 10 枚，菊花 15 克，红糖适量。

【制法】加水共煮至蛋熟。

【用法】吃蛋喝汤，连服 6 剂。

【功效】益气养血。适用于血虚头痛。

★桂圆干鸡蛋

【原料】鸡蛋 2 个，桂圆干 100 克，白糖适量。

【制法】将桂圆干连壳核一同捣碎，与鸡蛋一同加水适量，炖至蛋熟，去蛋壳后再炖 1 小时，加入白糖，即成。

【用法】日服 1 剂，分 2 次食用。

【功效】具有补心脾、益气血的功效。适用于血虚头痛。

★桑叶煮鸡蛋

【原料】鸡蛋 1 个，霜桑叶 6 克。

【制法】同煮至蛋熟即可。

【用法】每日 2 次，饭后服，重者可连服数日。

【功效】疏风散寒。适用于风热外袭头痛。

★人参菠菜饺

【原料】菠菜 1500 克，面粉 1000 克，猪瘦肉 500 克，白参 5 克，生姜末 10 克，葱花 20 克，酱油 50 克，胡椒粉 3 克，花椒粉 2 克，芝麻油 5 克，食盐适量。

【制法】将菠菜择洗干净去茎留叶，然后搓成菜泥，加入清水适量并搅匀，用纱布包好，挤出绿色菜汁备用；白参润后切成薄片，烘脆研成细末备用；猪肉清水洗净剁蓉，加食盐、酱油、花椒粉以及姜末拌匀，加适量水搅拌成糊状，再放入葱花、白参粉、芝麻油拌匀成馅。把面粉用菠菜汁和好揉匀，如果菠菜汁不够可适当加清水，揉至面团光滑为止，揉成长条分成 200 个剂子，擀成圆薄面皮，加馅将面皮逐个包成饺子。锅内水烧沸之后把饺子下锅，当饺子煮浮时，可加少量凉水，当馅和皮松离时，捞出装碗即成。

【用法】作主食食用，

【功效】具有补气养神的功效。适用于气虚所引起的之精神疲乏、四肢无力、心悸、失眠健忘、高血压所引起的之头痛、目眩等。

★蔓荆子烩面

【原料】猪肉 40 克，蔓荆子（图 2-9）3 克，小墨鱼 1 条，鱼圆 30 克，面条 125 克，绿豆芽 60 克，葱花、胡椒粉、食盐、鸡汤、猪油各适量。

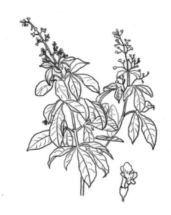

图 2-9　蔓荆子

【制法】蔓荆子洗净置于砂锅内，加水以小火煎煮 40 分钟，留汁弃渣。猪肉洗净切成丝，墨鱼洗净切成 1 厘米见方的小块，鱼圆切成小片。把面条在滚水里煮一下，捞起，摊在竹篓之类的滤水器上。锅内放猪油，以中火烧热，将肉丝下锅，炒到变色时加绿豆芽再炒，在绿豆芽出水时将墨鱼和鱼圆一同下锅，略炒一下，随即加入鸡汤，并加食盐、胡椒粉等调料，当汤煮开，下面条，加入蔓荆子汁，略煮之后加葱花即成。

【用法】当主食食用。血虚火旺者慎食。

【功效】具有聪耳明目及健脑益智的功效。适用于头痛头晕、目昏耳鸣、注意力不集中、心神不宁、记忆力下降等症。

★红花川芎牛膝酒

【原料】红花、川芎以及川牛膝（图 2-10）各 10 克，白酒 500 毫升。

【制法】将川牛膝、川芎两味切片，与红花一起装入盛酒的瓶中，浸泡 7 天。

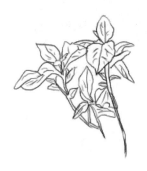

图 2-10　川牛膝

【用法】每日早、晚空腹饮用，每次不得用量超过 30 毫升。

【功效】补肾、活血、行气。适用于瘀血头痛。

第二节
药茶疗法

（一）疗法简介

药茶疗法指的是应用某些中药或具有药性的食物,经加工制成茶剂以及汤、饮、乳、露、浆、汁、水等饮剂，用以防治相关疾病的一种方法。

"茶剂"为中国传统的特色饮料形式，也是药茶疗法的主要剂型之一。茶剂的基本原料为茶叶。茶叶既是饮料，也是药物，作为药物已有数千年的历史。距今两千年前的《神农本草经》中就已将茶作为一味重要的药物，认为"茶味苦，饮之使人益思少卧、轻身明目"。宋代《太平圣惠方》载有：治疗伤寒头痛伏热的"葱豉茶"；治疗宿滞及泻痢的"硫黄茶"；治疗伤寒鼻塞头痛烦躁的"薄荷茶"等。李时珍在《本草纲目》中指出茶最能降火。《慈禧光绪医方选议》中，记载了代茶饮方20首。总之，历代医家都十分重视茶叶，认为茶叶具有清热解毒、止渴利尿、提神醒脑、清心明目以及消食助运等功效。药茶除用茶叶作为基本原料外，更广泛地应用其他食物及中药作为原料，如菊花、决明子、生姜、紫苏以及薄荷等。

以复方形式制成的午时茶，近代的各种减肥茶和广东的各种凉茶等，也都属于药茶范围。

（二）常用药茶方

★加味防风茶

【原料】防风15克，葱白2根，菊花10克。

【制法】将上药水煎取汁，代茶饮用，每日1剂。

【功效】祛风散寒。适用于外感风寒头痛。

★西瓜番茄茶

【原料】西瓜、番茄以及白糖各适量。

【制法】将西瓜、番茄洗净，分别取汁，将西瓜汁和番茄汁一同放入盛有凉白糖水的茶杯中，搅匀即可。

【用法】随意饮用，每日1剂。

【功效】清热养阴。适用于阴虚内热所致之头痛。

★杞菊地黄茶

【原料】熟地黄、枸杞子各15克，菊花10克。

【制法】将熟地黄制为粗末，与菊花及枸杞子一同放入杯内，用沸水冲泡。

【用法】代茶饮用。每日1剂。

【功效】平肝补肾。适用于气逆头痛或肾虚头痛。

★加味夏枯草茶

【原料】夏枯草30克，冰糖20克，菊花15克，炒决明子10克。

【制法】把夏枯草制为粗末，冰糖捣碎，与菊花及决明子一同放入茶壶中，用沸水冲泡。

【用法】代茶饮用，每日1剂。

【功效】平肝潜阳，清利头目。适用于肝气上逆偏头痛。

★藿香荷叶茶

【原料】荷叶15克（鲜品30克），藿香10克，冰糖20克。

【制法】将藿香、荷叶制为粗末，冰糖捣碎，一同放入杯中，用沸水冲泡。

【用法】代茶饮用，每日1剂。

【功效】有清热化湿及升阳止痛的作用。使用于治疗风湿头痛。

★活血散瘀茶

【原料】丹参（图 2-11）、山楂各 10 克，决明子（炒）12 克。

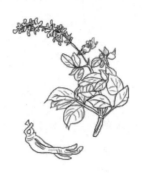

图 2-11　丹参

【制法】将上药洗净，倒入茶杯中，冲入开水适量，代茶饮。也可将上药煎煮，滤去药渣，将煎液倒入暖瓶内。

【用法】随时饮用。

【功效】活血散瘀。适用于瘀血头痛。

★夏枯草茶

【原料】夏枯草 30 克。

【制法】将夏枯草用水煎服。

【用法】以之代茶饮。

【功效】清肝泻火。主治肝阳头痛、眩晕、烦躁易以及睡眠不宁等。

★补血茶

【原料】白芍 15 克，地黄、当归各 12 克，川芎 10 克。

【用法】水煎服，分 2 次服。

【功效】补血养血。适用于血虚头痛。

★桑菊豆豉茶

【原料】淡豆豉 15 克，桑叶、菊花各 10 克。

【制法】将上淡豆豉、桑叶、菊花各共制粗末，放入杯中，以沸水冲泡。

【用法】代茶饮用。每日 1 剂。

【功效】清利头目，疏风清热。适用于外感风热头痛。

★菊花龙井茶

【原料】龙井茶 3 克，菊花 10 克。

【用法】将龙井茶、菊花共放茶杯内，开水泡饮，每日 1 次。

【功效】疏散风热，清肝明目。主治肝火头痛、早期高血压以及眼结膜炎等症。

★滋肾平肝饮

【原料】山楂 15 克，罗布麻叶 3 克，枸杞子 10 克，黄精 9 克。

【制法】把罗布麻叶与打碎的山楂及枸杞子、黄精一同放入茶壶中，以沸水冲泡，加盖闷 15 分钟即可。

【用法】代茶饮用，每日 1 剂。

【功效】滋肾平肝，清热利尿。适用于肝火亢盛、阴虚阳亢之头晕耳鸣，头痛头胀，心烦失眠。

★菊花白芷蜂蜜饮

【原料】菊花 15 克，川芎、僵蚕各 9 克，白芷 6 克，蜂蜜适量。

【制法】将菊花、川芎、白芷、僵蚕洗净，加清水 1000 毫升，武火煮沸后，文火煮至 300 毫升，去渣取汁，稍凉后加入蜂蜜即成。

【用法】随量饮用。

【功效】清利头目，疏散风热。适用于外感风热头痛。

★苹果芹菜汁

【原料】芹菜 4 棵，苹果 2 个。

【用法】洗净捣碎挤汁，或者用榨汁机榨汁，温服。

【功效】降逆止痛。适用于气逆头痛。

★玫瑰行气茶

【原料】玫瑰花 15 朵，麦芽 10 克，石斛 6 克，川芎 3 克。

【制法】把药材分为 3 份，每次取 1 份加 250 毫升热水冲泡，闷约 10 分钟，即可代茶饮用。或者加 1200 毫升水煮约 45 分钟，过滤后加入冰糖，即可代茶饮用。

【用法】分 1～2 天服用。

【功效】疏肝解郁及行气止痛。适用于情志郁闷、头痛目涩、口干口苦、疲劳无力、食欲减退、月经不调等证属肝气郁结者。

★陈皮茶

【原料】陈皮 6 克，茶叶少许。

【用法】水煎服。

【功效】祛痰止痛。适用于头痛，伴恶心痰多的痰气郁结型偏头痛。

★红枣桂圆茶

【原料】桂圆肉 10 只，红枣 3 颗。

【用法】煎汤饮。

【功效】主治偏头痛兼贫血。

★化痰降浊茶

【原料】白蒺藜、陈皮、茯苓以及蔓荆子各 10 克，薏苡仁 15 克。

【制法】将药材放入纱布袋中，加水 1500 毫升，熬煮 45 分钟，即可代茶饮用。

【用法】分 1 ～ 2 天服用。

【功效】清热化痰，降浊止痛。适用于头痛头重、痰多胸闷，嗳气吞酸、恶心呕吐、心烦口苦等证属痰浊上扰者。宜清淡饮食，可常食山楂、白萝卜以及金橘等化痰食品，忌食油煎厚味、不易消化之食物。

★山楂荷叶茶

【原料】荷叶 12 克，山楂 30 克。

【用法】加清水二碗煎至一碗，去渣饮用。

【功效】解暑止痛。适用于肝火头痛。

★芦根决明子茶

【原料】芦根、决明子各 30 克。

【用法】水煎代茶，频频饮用。

【功效】平肝潜阳。适用于肝阳上亢、视物不清的偏头痛。

★葱姜茶

【原料】连须葱白 5 段，川芎 10 克，紫苏 10 克（或桑叶 10 克），生姜 6 片，红糖半匙。

【用法】以热水浸泡约 20 分钟，加入红糖，即可饮用。

【功效】去风散寒止痛。适用于感冒初起，或风寒感冒头痛，症见怕冷较重，发热较轻，头痛身痛，鼻塞流清涕，口不渴或者渴而喜热饮，咽痒欲咳等。

★杭菊糖茶

【原料】菊花 15 ～ 30 克，白糖适量。

【用法】热开水冲泡，代茶饮服。

【功效】祛风镇痛。适用于风热头痛。

★川芎糖茶

【原料】川芎、绿茶各 6 克，红糖适量。

【用法】清水一碗半煎至一碗，去渣饮用。

【功效】祛风止痛。适用于风寒头痛、血虚头痛

★天麻菊楂饮

【原料】山楂 20 克，菊花 15 克，天麻 12 克，白糖适量。

【制法】把天麻、山楂洗净，拍碎，与菊花一同水煎取汁，再调入白糖溶化即可。

【用法】代茶饮用，每日 1 剂。

【功效】化痰熄风，活血通络。适用于痰浊、瘀血及肝阳头痛。

★安神茶

【原料】酸枣仁 30 克，半夏 6 克，茯苓 9 克，黄连 3 克。

【制法】将半夏、茯苓、酸枣仁以及黄连分别加工成粗末，之后一同放入茶杯中，用适量沸水冲泡，加盖闷 10 分钟即成。

【用法】代茶饮用，每日 1 剂。

【功效】养心安神，清热化痰，除烦助眠。适用于神经衰弱以头痛头晕、心烦失眠为突出表现者。

★萝卜蜜茶

【原料】白萝卜 250 克，白芷、金银花、薄荷各 10 克，连须葱白 3 段，蜂蜜适量。

【用法】将药材熬煮约 30 分钟，过滤之后待凉加入蜂蜜即可饮用。

【功效】祛风清热止痛。适用于风热感冒头痛，症见身热明显、微微怕冷、头痛而胀，咽喉肿痛，鼻塞流浊涕，咳嗽痰黄，口渴喜冷饮等。

★天麻川芎茶

【原料】川芎 10 克，白芷、绿茶、天麻各 3 克，黄酒 2 碗。

【制法】取 1 碗黄酒，放入上述 4 味，煎成半碗，取渣再用 1 碗黄酒煎至半碗，合并药汁。

【用法】每日晚上代茶饮服。

【功效】具有祛风止痛的功效。适用于头风及满头作痛。

★玫瑰蚕豆花茶

【原料】玫瑰花 5 朵，蚕豆花 10 克。

【制法】上述 2 味，沸水冲泡。

【用法】代茶饮。

【功效】具有醒脾开胃及增进食欲的功效。适用于肝风头痛证。

★二椒茶

【原料】辣椒 500 克，茶叶 10 克，胡椒 5 克，食盐适量。

【制法】上述 4 味捣碎，混匀之后放入瓶内，密封静置 15 天即可。

【用法】每取 15 克泡茶饮。

【功效】具有驱寒解表的功效。适用于伤风头痛及食欲减退。

★葛根茶

【原料】葛根 15 克，

【制法】葛根加水煎汤。

【用法】代茶饮。

【功效】具有解痉止痛的功效。适用于高血压病头痛及颈项强痛。

★升麻三黄茶取

【原料】升麻 20 克，生地黄 15 克，黄连、黄芩各 3 克，雨前茶 2 克。

【制法】上述 5 味加水煎汤，去渣取汁。

【用法】每日 1 剂，代茶饮。

【功效】具有滋阴、清热以及泻火的功效。适用于偏头痛。

★川芎茶

【原料】川芎 6 克，茶叶 3 克。

【制法】上述 2 味共研细末，沸水冲泡。

【用法】代茶饮，每日 1 剂。

【功效】具有祛风止痛的功效。适用于诸风上攻，头目昏重，鼻塞身重，偏正头痛，肌肉蠕动等症。

★僵蚕葱白茶

【原料】葱白 6 克，白僵蚕 10 克，茶叶 3 克。

【制法】先将白僵蚕熔后研成细末，和葱白和茶叶一同加水熬汤，去渣取汁。

【用法】代茶饮。

【功效】具有祛风解痉、化痰散结以及清头目的功效。适用于偏头痛。

★槐菊茶

【原料】菊花 6 克，槐花 3 克，绿茶 4 克。

【制法】将槐花、菊花以及绿茶一同放入茶壶中，用沸水冲泡。

【用法】当茶饮用，每日 1 剂。

【功效】清热平肝。适用于肝火亢盛之头痛。

★川芎葱白茶

【原料】葱白、川芎、茶叶各 10 克。

【制法】以上 3 味加水煎汤，去渣取汁。

【用法】代茶饮。

【功效】具有祛风、通阳以及止痛的功效。适用于外感风寒头痛。

★巴豆茶

【原料】黄精 50 克，上等春茶末 30 克。

【制法】将黄精与茶末烘干，一同研成细粉，瓶装备用。

【用法】每服 3 克，放入杯中，用沸水冲泡。代茶饮。

【功效】具有益气止痛的功效。适用于气虚头痛。

★豆麦茶

【原料】浮小麦 40 克，黑豆 30 克，莲子 7 个，红枣 10 枚。

【制法】将黑豆、浮小麦、莲子以及红枣分别淘洗干净，之后一同放入砂锅中，加入适量清水，水煎去渣取汁即可。

【用法】晚饭后代茶饮用，每日 1 剂。

【功效】健脾养心，养血安神。适用于心脾两虚之虚烦不眠，神疲乏力，头痛且空，心悸健忘等。

★二花茶

【原料】槐花 6 克，菊花 10 克。

【制法】将菊花、槐花一同放入茶杯中，冲入沸水，加盖闷 10 分钟即可。

【用法】每日 1 剂，边饮边加沸水。

【功效】清热散风。适用于风热以及肝火头痛。

★二子饮

【原料】枸杞子 15 克，决明子 50 克，冰糖 6 克。

【制法】把决明子略炒香后捣碎，与洗净的枸杞子、冰糖一同放入茶壶中，冲入沸水适量，加盖闷 15 分钟即可。

【用法】代茶饮用，每日 1 剂。

【功效】平肝滋肾，清利头目。适用于肝火亢盛、阴虚阳亢以及肝肾阴虚之头痛眩晕。

★莲芯茶

【原料】茶叶 6 克，莲子芯 5 克。

【制法】将莲子芯及茶叶一同放入保温杯中，以沸水冲泡，加盖闷 15 分钟。

【用法】当茶饮用，每日 1 剂。

【功效】平肝清心。适用于肝火内热之心烦失眠、头痛头晕。

★杜仲叶茶

【原料】特级绿茶 5 克，杜仲叶 9 克。

【制法】把杜仲叶洗净，与绿茶一同放入茶杯中，以沸水冲泡，加盖闷 5 分钟即可。

【用法】当茶饮用，每日 1 剂。

【功效】滋肾养肝。适用于头痛头晕证属肝肾不足者。

★山楂菊花茶

【原料】山楂 20 克，菊花 15 克，冰糖适量。

【制法】将菊花及山楂分别淘洗干净，放入砂锅中，水煎去渣取汁，再把冰糖放入药汁中搅拌，使其完全溶化即可。

【用法】代茶饮用，每日 1 剂。

【功效】活血化瘀，疏风清热，养血安神。适用于风热、肝火及瘀血头痛。

★山楂荷叶饮

【原料】荷叶 12 克，山楂 15 克。

【制法】将山楂、荷叶共研为粗末，一同放入砂锅中，加入适量清水，水煎取汁。

【用法】代茶饮，每日 1 剂。

【功效】祛瘀化痰。适用于头痛日久不愈证属痰浊血瘀者。

★山楂饮

【原料】生山楂 100 克。

【制法】将生山楂洗净，水煎取汁。

【用法】代茶饮用，每日 1 剂。

【功效】活血化瘀通络。适用于瘀血阻络之头痛。

★夏枯草茶

【原料】钩藤 15 克，夏枯草 30 克。

【制法】把夏枯草、钩藤分别淘洗干净，一同放入茶壶中，以沸水冲泡，加盖闷 10 分钟即可。

【用法】每日 1 剂，边饮边加沸水。

【功效】平肝清热，祛风止痛。适用于肝火亢盛之头痛。

★枸杞女贞茶

【原料】女贞子 12 克，枸杞子 15 克。

【制法】将枸杞子、女贞子分别淘洗干净，一同放入茶杯中，以适量沸水冲泡，加盖闷 10 分钟即可。

【用法】代茶饮用，每日 1 ～ 2 剂。

【功效】益肝肾，安心神。适用于肝肾阴虚之头痛头晕失眠。

★酸枣桂圆白糖茶

【原料】酸枣仁 20 克，桂圆肉 15 克，白糖适量。

【制法】将桂圆肉及酸枣仁（捣碎）一同放入砂锅中，加入清水适量，水煎去渣取汁，之后把白糖加入药汁中，搅拌使白糖溶化即可。

【用法】晚睡前饮用，每日 1 剂。

【功效】益肝肾，养阴血。适用于头痛头晕及心烦失眠证属肝肾阴虚者。

★灯心竹叶茶

【原料】鲜竹叶 30 克，灯心草 5 克。

【制法】将鲜竹叶、灯心草分别洗净，加工成粗末，一同放入茶杯中，以适量沸水冲泡，加盖闷 10 分钟即可。

【用法】代茶饮用，每日 1 剂。

【功效】清心安神。适用于心火亢盛之头痛头晕失眠。

★天麻橘皮饮

【原料】橘皮 20 克，天麻 10 克。

【制法】把鲜橘皮洗净，与天麻一同放入砂锅中，加入清水适量，水煎去渣取汁。

【用法】代茶饮用，每日 1 剂。

【功效】平肝熄风，健脾化痰。适用于肝风痰浊之头痛眩晕。

★山楂麦芽饮

【原料】麦芽、山楂各 50 克。

【制法】将麦芽、山楂分别淘洗干净，一同放入砂锅中，加入清水适量，水煎去渣取汁。

【用法】代茶饮用，每日 1 剂。

【功效】活血化瘀，健脾和胃。适用于头痛日久不愈辨证属瘀血阻络者。

★槐花山楂饮

【原料】山楂 20 克，槐花 15 克。

【制法】将槐花、山楂分别淘洗干净，一同放入砂锅中，加入适量清水，水煎去渣取汁。

【用法】代茶饮用，每日 1 剂。

【功效】活血化瘀，清热平肝。适用于肝火亢盛及瘀血阻络之头痛。

（三）注意事项

（1）辨证施茶。

（2）应长期少量饮用，不可以一次大量饮用，否则有害无益。

（3）药茶冲泡时间不宜过长，一般以 10 ～ 20 分钟为宜。

（4）忌饮隔夜或隔天茶。由于隔夜或隔天茶时间过久，维生素已丧失，而且茶里的蛋白质、糖类会成为细菌及真菌繁殖的养料。

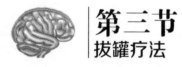

第三节
拔罐疗法

（一）拔罐疗法基础

拔罐疗法指的是使罐具内形成负压，而吸附于患处或穴位上，产生局部充血，从而达到治疗目的的一种外治法。

拔罐吸拔的方法很多，如闪火法、投火法、药罐法、抽气法、针罐法、刺络拔罐法等。

① 闪火法：用镊子或者止血钳夹住酒精棉球或纸条，点燃后在火罐内壁绕一

圈后迅速退出，然后将罐子罩在施术部位。此法较为安全，不受体位的限制，是最常用的拔罐方法。应注意操作时不要烧罐口，防止灼伤皮肤。

②投火法：将酒精棉球或者纸片点燃后投入罐内，然后迅速将火罐罩在施术的部位，这样未燃的一端向下，可防止烫伤皮肤。此法适用于侧面横拔，否则会因燃烧物落下而烧伤皮肤。

③药罐法：药罐法是依据病情选用中药，先将中药装入纱布袋内放入砂锅中煎煮，然后将竹罐放入煮15分钟左右，趁热取出竹罐，罩在预先选定的部位上（所用之中药汁可以反复应用数次），借助热气形成的负压紧吸皮肤，并利用药力渗透到病位，以加强治疗作用。

④抽气法：抽气法是针对抽气罐而来的，先将抽气罐紧扣在应吸拔的部位，把罐体上端阀杆向上提一下，确保气体畅通，之后将真空抽气枪口套住罐体上端，垂直提拉拉杆4次左右，使之产生适当负压，就可吸住。

⑤针罐法：针罐法是先在一定穴位施行针刺，当达到一定的刺激量后，将针留在原处，再以针刺为中心拔上火罐，或者先在有关穴位上针刺，"得气"后出针，不按压针孔，立即拔罐于其上的治疗方法。针罐法可加大刺激量，通常用于单独针刺疗效欠佳的顽固性痹痛等。

⑥刺络拔罐法：刺络拔罐法是用三棱针、陶瓷片、粗毫针、皮肤针以及滚刺筒等，先按病变部位的大小及出血要求，按刺激量的轻（轻刺以皮肤出现红晕为度）、中（中刺以微出血为度）、重（重刺以点状出血为度）不同施术，再拔火罐的一种治疗方法。刺络拔罐法的适应范围和疗效均明显超过单独应用拔罐法，对急慢性软组织损伤的疗效尤佳。

（二）常用疗法

（1）单纯罐法

★疗法一

【取穴】三叉神经第一支痛取印堂、阳白、太阳、中渚以及足临泣穴（图2-12）；第二支痛取颧髎、四白、内庭穴（图2-13）；第三支痛取下关、大迎、颊车、翳风以及合谷穴（图2-14）。风寒阻络加风门、外关穴；肝火上逆加曲泉、侠溪、支沟穴；风热阻络加曲池、大椎穴；气虚血瘀加膈俞、肝俞、关元、三阴交以及足三里穴。

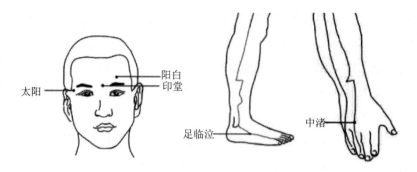

图 2-12　印堂、阳白、太阳、中渚、足临泣穴

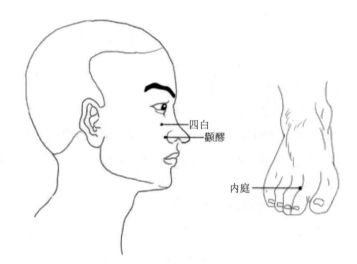

图 2-13　颧髎、四白、内庭穴

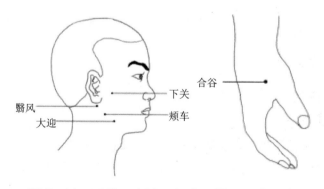

图 2-14　下关、大迎、颊车、翳风、合谷穴

【用法】俯卧或者伏案坐位，然后选取适宜型号的火罐，左手持一镊子夹着燃烧的酒精棉球，右手持罐，双手配合，把棉球快速插入罐中旋转一下，然后迅

速把罐子吸附在应拔的穴位上。留罐 5 ～ 10 分钟，每日 1 次，以 10 次为一个疗程。

【功效】适用于三叉神经痛。

★疗法二

【取穴】取风门、太阳穴（图 2-15）。风热头痛加曲池、大椎穴；风寒头痛加外关穴；肝阳头痛加印堂、太冲穴（只用三棱针点刺放血）；瘀血头痛加印堂、俞穴；痰浊头痛加中脘、丰隆穴；肾虚头痛肾俞、大戏穴。

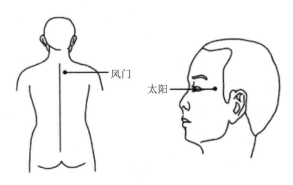

图 2-15　风门、太阳穴

【用法】俯卧或伏坐位，然后选取合适型号的拔火罐，左手持一镊子夹着燃烧的酒精棉球，右手持罐，双手配合，把棉球快速插入罐中旋转一下，然后迅速将罐子吸附在应拔的穴位上，留罐 20 分钟，每日或者隔日 1 次。

（2）刺血拔罐法

★疗法一

【取穴】①前额痛，太阳、印堂；②偏头痛，太阳；③头顶及后头痛，大椎、百会（图 2-16）。

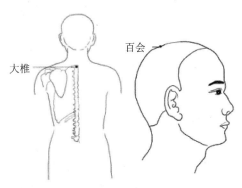

图 2-16　大椎、百会

【用法】根据疼痛的部位不同取穴。选择所取穴位周围显露的静脉管做常规消毒，用小号三棱针刺入血管壁，使流出紫暗色瘀血，血止拔罐，5～10分钟之后去罐，然后用2%碘酒棉球消毒针孔即可。7～10天治疗1次，通常3次为一个疗程。

【功效】本法适用于病程半年以上，病势比较重的顽固性头痛。

★疗法二

【取穴】大椎。

【用法】穴位常规消毒后，以消毒三棱针在大椎穴上横划1厘米长的痕迹，以划破皮肤并有少许血迹渗出为度，然后迅速把火罐放在大椎穴上，留罐5～10分钟。取罐时内有血液5～10毫升，用消毒干棉球擦净血迹，再敷盖消毒棉球或者纱布，通过胶布固定，预防感染。每次治疗时可在原划痕稍上或稍下处操作，但不宜在原划痕上重复。通常治疗1～2次即可痊愈。

【功效】本法适用于实证及热证的头痛。无论是肝阳上亢、肝经实热，或是外邪上受、久而化热等导致的头痛，均可治疗。

★疗法三

【取穴】太阳、印堂以及头痛处。

【用法】常规消毒之后，用皮肤针重叩穴位出血，而后加拔火罐，留罐5～10分钟。

【功效】本法适用于风邪笼络肝阳抗逆导致的头痛。

（3）走罐法

★疗法一

【用法】俯卧位或者伏案坐位，先露背部，并抹些麻油（即香油），在膀胱经穴沿线上，以取润滑作用。然后取中号玻璃罐，用投火法将罐吸在背部，沿背上的太阳膀胱经循行线，上、下来回走罐几次，令沿线上的皮肤出现潮红为度。在走罐期间，经过肺俞穴时，可把罐稍停一会儿，最后将罐移到大椎穴上，当其皮肤出现潮红时，即可取下。

【功效】适用于外感头痛。

★疗法二

【用法】患者暴露胸背部，以甘油或者护肤油作为润滑剂涂于皮肤，用闪火法使火罐吸附于皮肤上，然后沿着脊柱两侧膀胱经蟹攀走行区域上下往返推动，直到皮下潮红或红紫为度，整个过程5～10分钟。

【功效】适用于外感头痛。

（4）单纯罐法与闪罐法结合

★疗法

【取穴】肺俞、合谷、风门、大椎、大杼、膏俞、膈俞穴（图2-17）作为主穴。风寒型加列缺穴；鼻塞加印堂穴；风热型加大椎、曲池穴；头痛甚者加太阳、印堂穴；咽喉肿痛者加孔最、天突穴；暑湿型加阴陵泉、足三里、至阳穴；身热甚者加曲泽、委中穴。

【操作】采用单纯罐法，每次选取主穴2～3个。取中号罐，左手持一镊子夹着燃烧的酒精棉球，右手持罐，双手配合，把棉球快速插入罐中旋转一下，然后迅速将罐子吸附于应拔的穴位上各穴留罐5～10分钟，每日2～3次。背部穴位可采用闪罐法，头面及颈项部应选用小号罐子。

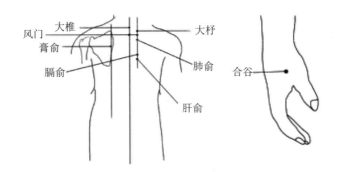

图 2-17　肺俞、合谷、风门、大椎、大杼、膏俞、膈俞穴

【功效】适用于外感头痛。

（5）其他常用拔罐法

★疗法一

【取穴】太阳、阿是穴。

【操作】患者取适当的体位，充分暴露需拔罐处皮肤，局部常规消毒之后，用三棱针在太阳及阿是穴上点刺，之后用闪火法把大小合适的罐具吸拔于点刺处，留罐5～10分钟。

【适应证】实证头痛。

★疗法二

【取穴】肝俞、曲池、内关以及三阴交（图2-18）。

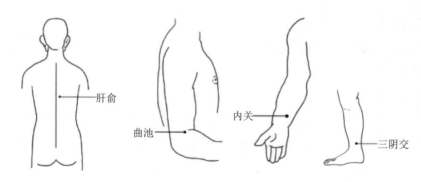

图 2-18　肝俞、曲池、内关、三阴交

【操作】患者取适当的体位，充分暴露需拔罐处皮肤，局部常规消毒之后，以闪火法将大小合适的罐具吸拔于肝俞、曲池、内关以及三阴交穴上。每次留罐5～10分钟，隔日拔罐1次，以10次为一个疗程。

【适应证】肝阳上亢所致之头痛头胀、心烦失眠。

★疗法三

【取穴】腰眼、委中、肾俞、八髎以及足三里（图2-19）。

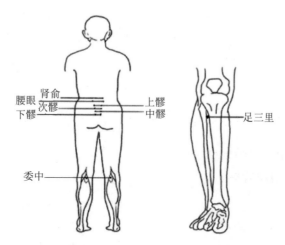

图 2-19　腰眼、委中、肾俞、八髎、足三里

【操作】患者取俯卧位，充分暴露需拔罐处皮肤，局部常规消毒之后，以闪火法将大小合适的罐具吸拔于腰眼、委中、肾俞、八髎以及足三里穴上。每日拔罐1次，每次留罐10分钟，起罐后慢慢活动腰部2～3分钟，以10次为一个疗程。

【适应证】肾虚头痛。

●★疗法四

【取穴】脾俞、肾俞、肝俞、丰隆、大椎以及足三里（图 2-20）。

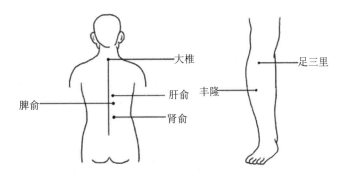

图 2-20 脾俞、肾俞、肝俞、丰隆、大椎、足三里

【操作】患者取适当的体位，充分暴露需拔罐处皮肤，局部常规消毒之后，以闪火法将大小合适的罐具吸拔于脾俞、肾俞、肝俞、丰隆、大椎以及足三里穴上。每次选取 3～4 个穴位，每日或者隔日拔罐 1 次，每次留罐 15 分钟，以 10 次为一个疗程。

【适应证】高血压病所引起的头痛眩晕。

●★疗法五

【取穴】足三里、曲池、大椎、肝俞、肾俞（图 2-21）。

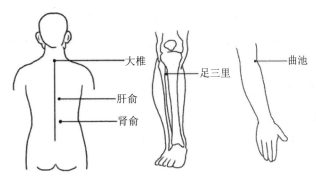

图 2-21 足三里、曲池、大椎、肝俞、肾俞

【操作】患者选择适当的体位，充分暴露需拔罐处皮肤，局部常规消毒之后，用抽气法将大小合适的罐具吸拔于足三里、大椎、曲池、肝俞以及肾俞穴上。每次留罐 10～15 分钟，每周拔罐 2～3 次，以 7～10 次为一个疗程。

【适应证】阴虚阳亢所致之头痛眩晕、耳鸣心烦。

★疗法六

【取穴】大椎、风池、肩井、太阳（图 2-22）。

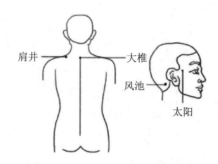

图 2-22　大椎、风池、肩井、太阳

【操作】患者选择适当的体位，充分暴露需拔罐处皮肤，局部常规消毒后，先用三棱针（或梅花针）在太阳、风池穴上点刺，之后用闪火法把大小合适的罐具吸拔于点刺处，接着用同样的方法在大椎及肩井穴进行治疗。每次留罐 5～10 分钟，隔日拔罐 1 次，以 5～7 次为一个疗程。

【适应证】紧张性头痛。

★疗法七

【取穴】丰隆。

【操作】患者选择适当的体位，充分暴露需拔罐处皮肤，局部常规消毒后，先用长短适宜之毫针刺入穴位，行针得气后，再以闪火法在针刺处拔火罐。每次留罐 10～15 分钟，3 日拔罐 1 次，以 10 次为一个疗程。

【适应证】痰浊头痛，十分适宜癫痫头痛。

★疗法八

【取穴】腰眼、肾俞、委中（图 2-23）。

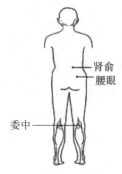

图 2-23　腰眼、肾俞、委中

【操作】取六味地黄丸（水丸）50 克，金匮肾气丸（水丸）100 克，与清水适量一同倒入砂锅中，置火上煎煮 10 分钟左右；之后将合适口径的竹罐放在煮沸的药液中煎煮，2～3 分钟后用镊子夹出甩净擦干药液，迅速扣拔于局部常规消毒后的上述穴位上，5～10 分钟后取下。每周拔罐 2～3 次，以 7～10 次为一个疗程。

【适应证】肾虚头痛。

★疗法九

【取穴】腰背部。

【操作】患者取俯卧位，充分暴露腰背部皮肤，局部常规消毒之后，在腰背部或火罐口内涂以适量递质，比如润滑液等，再用闪火法把大小合适的罐具吸拔于皮肤上，循着腰背肌上下推拉罐体，可轻可重，可急可缓，但要柔和。为追求强刺激效果，也可用不涂任何润滑液的走罐法。在与皮肤接触过程中，以罐口将皮肤刮出红色并逐步形成紫黑色或鲜红色为度。治疗时要讲究手法，应密切观察皮肤状况，防止刮破。每次治疗 10 分钟左右，起罐后慢慢活动腰背部 2～3 分钟，隔日治疗 1 次，以 10 次为一个疗程。

【适应证】风寒、血瘀和肾虚头痛。

★疗法十

【取穴】腰眼、肾俞、八髎（图 2-24）。

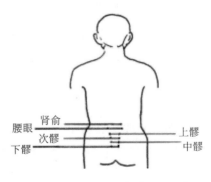

图 2-24　腰眼、肾俞、八髎

【操作】取牛膝、肉桂、附子、生地黄、红花、杜仲、益母草以及补骨脂各 50 克，装入布袋中，封口后放入砂锅中，加入适量清水，煎取药汁；之后把合适口径的竹罐放在煮沸的药液中煎煮，2～3 分钟之后以镊子夹出甩净擦干药液，迅速扣拔在局部常规消毒后的以上穴位上，5 分钟后取下。每周拔罐 2～3 次，以 7～10

次为一个疗程。

【适应证】肾虚、血瘀头痛。

（三）分部拔罐法

除了上述拔罐法外，还可根据疼痛部位来拔罐。

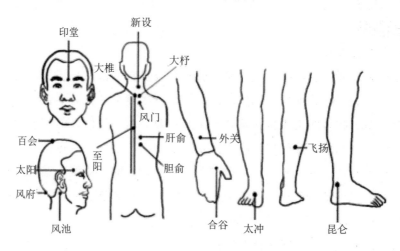

图 2-25　穴位示意

★颞侧痛

【取穴】太阳、外关、胆俞（图 2-25）。

【操作】患者取坐位，先用三棱针点刺外关、太阳、胆俞，再取口径合适的玻璃罐，以闪火法拔在点刺穴位上 5 分钟，每天 1 次。

★前额痛

【取穴】印堂、合谷、额中、大椎（图 2-25）。

【操作】患者取坐位，先用三棱针点刺印堂、额中、合谷、大椎，再取口径合适的玻璃罐，以闪火法拔在点刺穴位上 10 分钟，每天 1 次。

★颠顶痛

【取穴】印堂、太冲、新设、肝俞（图 2-25）。

【操作】患者取坐位，先用三棱针点刺印堂、新设、太冲、肝俞，再取小口径的玻璃罐，以闪火法拔在点刺穴位上 5～10 分钟，每天 1 次。

★枕后痛

【取穴】飞扬、风门、大杼、至阳、昆仑（图 2-25）。

【操作】患者取坐位，先用三棱针点刺飞扬、大杼、风门、至阳、昆仑，再取口径合适的玻璃罐，以闪火法拔在点刺穴位上5～10分钟，每天1次。

（四）预防保健拔罐法

在偏头痛缓解期，可以采取拔罐法来强身健体，提高自身免疫力，如中医学所说"正气存内，邪不可干"，从而收到预防偏头痛发作的功效。

★祛风拔罐法

【取穴】肩井（双侧）。

【操作】患者取坐位，裸露双肩，取适宜口径的玻璃罐用闪火法吸拔在双侧肩井穴上，留罐5～10分钟，隔日1次。

【意义】偏头痛发作很大程度上同外界气候变化有关，由风诱发者不在少数。肩井穴是人体具有活血行血功效的大穴，这里取肩井也就是"治风先治血，血行风自灭"之意。在偏头痛缓解期进行拔罐可祛风活血，防止偏头痛复发。

★膀胱经走罐法

【取穴】背部膀胱经。

【操作】患者取俯卧，裸露背部。先在背部涂适量按摩乳，取大口径玻璃罐用闪火法将罐吸拔于一侧肩胛处，以手握住罐底，稍向上倾斜，即推动方向的后边着力，前边提起，慢慢向前推动，方向可循足太阳膀胱经从上而下，至腰部后推移到对侧，再循经由下而上，如此吸拔在皮肤表面来回推拉移动，直到皮肤潮红为度。隔日一次。

【意义】膀胱经被古代医家喻为人身之"藩篱"，也就是身体的篱笆墙，足见其预防功用。在背部沿膀胱经走罐能够很好地刺激经络，活血行气，强身健体。

（五）注意事项

（1）体位须适当，局部皮肉如有皱褶、松弛以及体位移动等，火罐易脱落。

（2）高热、抽搐、痉挛等症，肌肉瘦削或骨骼凹凸不平及毛发多的部位，皮肤过敏或者溃疡破损处不宜使用；孕妇腰骶部及腹部均须慎用。

（3）根据不同部位，选用大小适宜的罐。应用投火法拔罐时，火焰须旺，动作要快，使罐口向上倾斜，防止火源掉下烫伤皮肤。应用闪火法时，棉棒蘸酒精不要太多，以防酒精滴下烧伤皮肤。采用煮水罐时，应甩去罐中的热水，以免烫伤皮肤。采用贴棉法时，需防止燃着棉花脱下。采用架火法时，扣罩要准确，不要把燃着的火架撞翻。

（4）针罐并用时，需防止肌肉收缩，发生弯针，并避免将针撞压入深处，导致损伤。胸背部腧穴均宜慎用。

（5）在应用刺血拔罐时，针刺皮肤出血的面积，要等于或者略大于火罐口径。出血量须适当，每次总量成人以不大于 10 毫升为宜。

（6）在使用多罐时，火罐排列的距离通常不宜太近，否则因皮肤被火罐牵拉会产生疼痛，同时由于罐子互相排挤，也不宜拔牢。

（7）在应用走罐时，不能在骨突出处推拉，防止损伤皮肤，或火罐漏气脱落。

（8）起罐时手法要轻缓，以一手抵住罐边皮肤，按压一下，使气漏入，罐子就能脱下，不可硬拉或者旋动。

（9）拔罐后通常局部皮肤会呈现红晕或紫红色瘀血斑，此为正常现象，可以自行消退。

（10）如局部瘀血严重者，不宜在原位再拔。因为留罐时间长而引起的皮肤水疱，小水疱不需处理，但要防止擦破而发生感染；大水疱可用针刺破，将疱内液体放出，并涂以龙胆紫药水，覆盖消毒敷料。

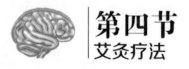

第四节
艾灸疗法

（一）艾灸疗法基础

艾灸疗法为传统医学中一种重要而又独具特色的治疗疾病的方法，从古至今传承了几千年。艾灸疗法运用艾灸刺激人体经络腧穴，利用人体经络腧穴的反射传导，使经络通畅，气血调和，脏腑功能平衡，从而达到祛除疾病及恢复健康的目的。

（1）灸法的种类

① 直接灸：包括艾炷灸和艾条灸。

a．艾炷灸：将艾炷直接放于穴位上燃烧，等到将要燃尽而病者呼烫时将艾炷除去，另燃一炷。

b．艾条灸：是由古太乙针法演进而来，临证时取艾条一根，将一端点燃，放在距穴位 1 寸处熏灼，直到灸处红润，感到灼热为止。

② 间接灸：在灸处要放药物，隔药用艾炷燃熏，称为间接灸，例如隔姜灸、隔盐灸、隔蒜灸以及隔饼灸等。

③ 其他灸法：除以上灸法外，还有烧针尾的温针灸，药制如爆竹式的太乙针灸、雷火针灸，局部涂药使发疱的天灸，使用灸筒的温筒灸，以及外科所用的桑木灸法及神灯照等。

（2）施灸的程序与标准

施灸的程序大体与施针的程序相同，不多述。灸法的计数以"壮"为单位，每灸一艾炷叫做一壮。凡在头面以及四肢末梢等处施灸时，艾炷宜小宜少，背腹肩股部宜大宜多；体强者可大些多些，虚弱者应小些少些（老幼也宜适当减小减少）；新病灸时，艾炷宜大宜多，久病宜少宜小。

（3）施灸注意事项

① 防止烫伤：施灸时艾炷要放置平正，避免滚动；艾条灸应不时向上或向左右移动，防止过于灼热，患者呼烫时即应略抬起，并时时弹去艾灰，注意勿使火星下落，以防止烫伤皮肤或烧坏被褥。

② 灸后处理：灸治之后，患者被灸的局部皮肤，通常呈现浅红晕，片刻自然消失，无须加以处理。如红晕色深，或者有灼痛感，应涂以油膏少许，加以保护。如局部起疱，就叫"灸疮"，应涂消毒油膏，并以纱布包扎，避免继发的感染，通常 7 天左右即可自愈，下次改换穴位施灸。

（二）常用辨证艾灸法

（1）外感头痛

★ 风寒头痛

【选择经穴】风池、外关、风门、合谷（图 2-26）。

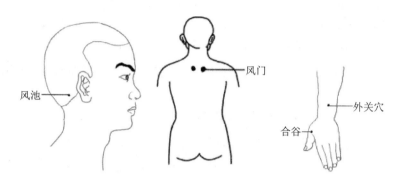

图 2-26　风池、外关、风门、合谷

【施灸方法】

① 艾条灸：点燃艾条，火头距离穴位处皮肤 2 ～ 3 厘米进行熏烤，使皮肤有比较强的刺激感，火力要壮而短促，以达消散邪气之效，每穴灸 5 分钟左右。如果皮肤产生小疱，任其自然吸收，但是不要产生大的瘢痕，刺激以能忍受力度。

② 艾炷灸：在穴下涂敷大蒜汁，以黏附艾炷，选用标准大、中艾炷施灸，可以吹火使艾炷较快燃烧，当穴下产生强烈刺激感时即清除艾炷。通常灸 3 ～ 10 壮。

③ 隔姜灸：穴上放 2 毫米厚的姜片，中间穿数孔，于姜片上放艾炷，每次选 3 ～ 5 穴，每穴灸 3 ～ 10 壮，也可以用艾条正对着姜片灸，每日或隔日 1 次，以 7 ～ 10 天为一个疗程。

★风热头痛

【选择经穴】曲池、风池、大椎、列缺、合谷（图 2-27）。

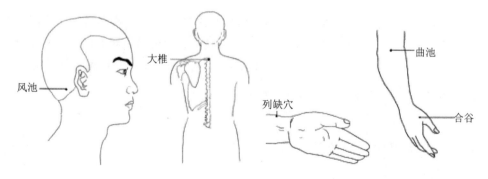

图 2-27　曲池、风池、大椎、列缺、合谷

【施灸方法】

① 艾条灸：艾条点燃，火头距离穴位处皮肤 2 ～ 3 厘米进行熏烤，使皮

肤有较强的刺激感，火力要壮而短促，以达消散邪气之效，每穴灸5分钟左右。如果皮肤产生小疱，任其自然吸收，但是不要产生大的瘢痕，刺激以能忍受为度。

② 艾炷灸：在穴下涂敷大蒜汁，以黏附艾炷，选用标准大、中艾炷施灸，可以吹火使艾炷较快燃烧，当穴下产生强烈刺激感时即清除艾炷。通常灸3～10壮。

③ 艾炷隔姜灸：穴上放2毫米厚的姜片，中穿数孔，于姜片上放艾炷，每次选3～5穴，每穴灸3～10壮，每日或者隔日1次，以7～10天为一个疗程。

★风湿头痛

【选择经穴】合谷、风池、阴陵泉、足三里（图2-28）。

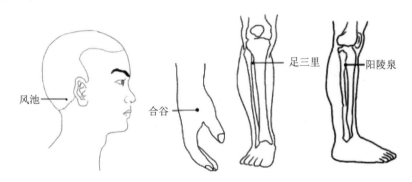

图 2-28 合谷、风池、阴陵泉、足三里

【施灸方法】

① 艾条灸：点燃艾条，火头距离穴位处皮肤2～3厘米熏烤，使皮肤有较强的刺激感，火力要壮而短促，以达消散邪气之效，每穴灸5分钟左右。如果皮肤产生小疱，任其自然吸收，但是不要产生大的瘢痕，刺激以能忍受力度。

② 艾炷灸：在穴下涂敷大蒜汁，以黏附艾炷，选择标准大、中艾炷施灸，可吹火使艾炷较快燃烧，当穴下产生强烈刺激感时即清除艾炷。通常灸3～10壮。适用于慢性顽固性病证。

③ 艾炷隔姜灸：穴上放2毫米厚的姜片，中穿数孔，于姜片上放艾炷，每次选3～5穴，每穴灸3～10壮，每日或者隔日1次，7～10天为一个疗程。

（2）气逆头痛

【选择经穴】率谷、悬颅、颔厌、局部痛点、合谷、足临泣、四神聪、翳风、风池（图2-29）。

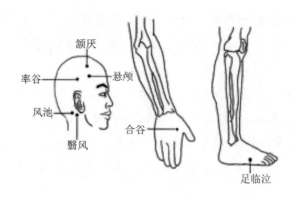

图 2-29　穴位示意

【施灸方法】

① 艾条灸：点燃艾条，火头距离穴位处皮肤 2～3 厘米熏烤，使皮肤有较强的刺激感，火力要壮而短促，以达消散邪气之效，每穴灸 5 分钟左右。如果皮肤产生小疱，任其自然吸收，但不要产生大的瘢痕，刺激以能忍受为度。

② 艾炷灸：在穴下涂敷大蒜汁，以黏附艾炷，选用标准大、中艾炷施灸，可以吹火使艾炷较快燃烧，当穴下产生强烈刺激感时即将艾炷清除。通常灸 3～10 壮。适用于慢性顽固性病证。

③ 艾炷隔姜灸：穴上放 2 毫米厚的姜片，中穿数孔，于姜片上放艾炷，每次选 3～5 穴，每穴灸 3～10 壮，每日或隔日 1 次，以 7～10 天为一个疗程。

（3）瘀血头痛

【选择经穴】率谷、悬颅、颔厌、局部痛点、合谷、足临泣、血海、地机（图 2-30）。

【施灸方法】

① 艾条灸：点燃艾条，火头距离穴位处皮肤 2～3 厘米熏烤，使皮肤有较强的刺激感，火力要壮而短促，以达消散邪气之效，每穴灸 5 分钟左右。如果皮肤产生小疱，任其自然吸收，但是不要产生大的瘢痕，刺激以能忍受力度。

② 艾炷灸：在穴下涂敷大蒜汁，以黏附艾炷，选用标准大、中艾炷施灸，可以吹火使艾炷较快燃烧，当穴下产生强烈刺激感时即清除艾炷。通常灸 3～10 壮。适用于慢性顽固性病证。

③ 艾炷隔蒜灸：在穴上放 3 毫米厚的蒜片，中穿数孔，蒜片上放艾炷灸，每穴每次灸 3～10 壮，感到皮肤灼痛时就更换艾炷。

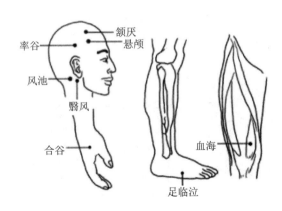

图 2-30 穴位示意

（4）痰浊头痛

【选择经穴】率谷、悬颅、颔厌、局部痛点、合谷、足临泣、中脘、足三里、内关。

【施灸方法】

① 艾条灸：点燃艾条，火头距离穴位处皮肤 2 ~ 3 厘米进行熏烤，使皮肤有比较强的刺激感，火力要壮而短促，以达消散邪气之效，每穴灸 5 分钟左右。如果皮肤产生小疱，任其自然吸收，但是不要产生大的瘢痕，刺激以能忍受力度。

② 艾炷灸：在穴下涂敷大蒜汁，以黏附艾炷，选用标准大、中艾炷施灸，可以吹火使艾炷较快燃烧，当穴下产生强烈刺激感时即将艾炷清除。通常灸 3 ~ 10 壮。适用于慢性顽固性病证。

③ 艾炷隔姜灸：穴上放 2 毫米厚的姜片，中穿数孔，于姜片上放艾炷，每次选 3 ~ 5 穴，每穴灸 3 ~ 10 壮，每日或者隔日 1 次，以 7 ~ 10 天为一个疗程。

（5）血虚头痛

【选择经穴】脾俞、气海、足三里以及关元（图 2-31）。

【施灸方法】

① 艾条温和灸：艾条火头距离穴位 3 厘米左右熏烤，使火力温和、缓慢透入穴下深层，皮肤可有温热舒适而没有灼痛感。每次选 4 ~ 5 穴，每穴灸 10 ~ 15 分钟，至皮肤稍起红晕即可。每日灸 1 次，以 5 ~ 7 次为一个疗程。

② 艾炷无瘢痕直接灸：把施灸穴位涂敷少许凡士林油以黏附艾炷，放小艾炷点燃，皮肤感到灼痛时即将艾炷清除，更换新的续灸，连灸 3 ~ 7 壮，穴下皮肤充血红晕为度。

③艾炷隔姜灸：穴上放2毫米厚的姜片，中穿数孔，于姜片上放艾炷，每次选3～5穴，每穴灸3～10壮，每日或隔日1次，以7～10天为一个疗程。

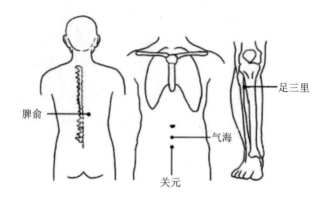

图2-31　穴位示意

（6）肾虚头痛

【选择经穴】肾俞、命门、太溪、完骨、天柱、风池（图2-32）。

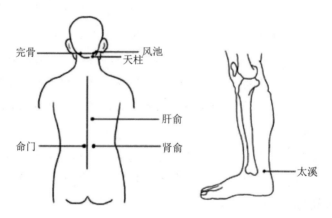

图2-32　穴位示意

【施灸方法】

①艾条温和灸：艾条火头距离穴位3厘米左右熏烤，使火力温和缓慢透入穴下深层，皮肤有温热舒适而没有灼痛感。每次选4～5穴，每穴灸10～15分钟，至皮肤稍起红晕即可。每日灸1次，以5～7次为一个疗程。

②艾炷无瘢痕直接灸：把施灸穴位涂敷少许凡士林油以黏附艾炷，放小艾炷点燃，皮肤感到灼痛时即将艾炷清除，更换新的续灸，连灸3～7壮，穴下皮肤充血红晕为度。

③ 艾炷隔姜灸：穴上放2毫米厚的姜片，中穿数孔，于姜片上放艾炷，每次选3～5穴，每穴灸3～10壮，每日或者隔日1次，以7～10天为一个疗程。

（三）其他治疗头痛常用的艾灸方

★方一

【取穴】神门、翳明、三阴交（图2-33）。

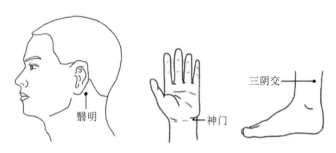

图2-33　翳明、神门、三阴交

【操作】患者取合适的体位，采用温和灸的方法，用艾条依次灸治翳明、神门、三阴交穴。每穴每次熏灸5～10分钟，每日或隔日治疗1次，7～10次为一个疗程。

【适应证】头痛、失眠，特别适宜于心火旺盛引起者。

★方二

【取穴】膈俞、足三里、血海、气海（或关元）（图2-34）。

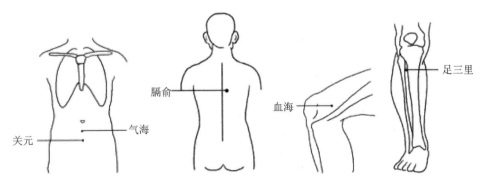

图2-34　足三里、膈俞、血海、气海（或关元）

【操作】患者取适当的体位，选用艾条温和灸的方法进行治疗。先对准足三里穴，在距皮肤3～5厘米处熏灸，使局部有温热感而没有灼痛，至皮肤稍起红晕为度；再依次对准膈俞、血海、气海（或关元）穴，用同样的方法进行治疗。每穴每次熏灸 5 ～ 10 分钟，每日或隔日治疗 1 次，以 10 次为一个疗程。

【适应证】气血亏虚所致之头痛、头晕。

★方三

【取穴】内关、外关、大椎、公孙（图 2-35）。

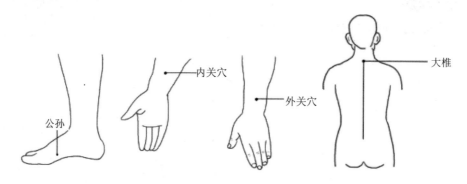

图 2-35　公孙、内关、外关、大椎

【操作】患者取合适的体位，采用艾条温和灸的方法，依次灸治肾俞、肝俞、太溪穴。每次每穴熏灸 5 ～ 10 分钟，每日或者隔日治疗 1 次，以 10 次为一个疗程。

【适应证】痰浊内蕴导致的头痛头晕、头重如蒙。

★方四

【取穴】肾俞、肝俞、太溪（图 2-36）。

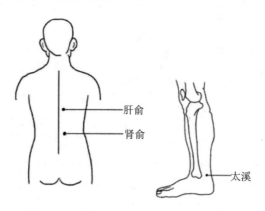

图 2-36　肾俞、肝俞、太溪

【操作】患者取合适的体位，采用艾条雀啄灸的方法，依次灸治公孙、内关、外关、大椎穴。每穴每次熏灸 5 ～ 10 分钟，每日或者隔日治疗 1 次，以 10 次为一个疗程。

【适应证】肝肾阴虚所引起的头痛眩晕。

★方五

【取穴】百会、足三里、涌泉（图2-37）。

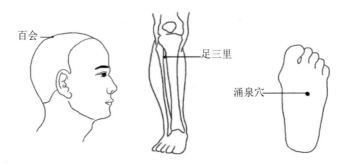

图 2-37　百会、足三里、涌泉

【操作】患者取合适的体位，采用早晨灸百会穴（阴虚阳亢者不宜用），晚上临睡前灸足三里、涌泉穴的方法，以艾条温和灸进行治疗。每次每穴熏灸5～10分钟，每日治疗1次，以10次为一个疗程。

【适应证】头痛、失眠。

★方六

【取穴】外关、太冲、行间、阳陵泉（图2-38）。

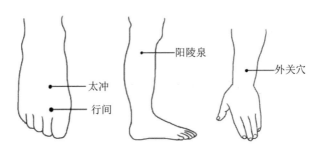

图 2-38　太冲、行间、外关、阳陵泉

【操作】患者取合适的体位，采用艾条温和灸的方法，依次灸治太冲、行间、外关、阳陵泉穴。每穴每次熏灸5～10分钟，每日或隔日治疗1次，10次为一个疗程。

【适应证】肝郁化火之头痛头胀、心烦失眠。

★方七

【取穴】合谷、风池（图 2-39）。

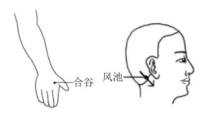

图 2-39　合谷、风池

【操作】患者取合适的体位，采用艾条雀啄灸的方法，灸治合谷、风池穴。在操作时可取鲜薄荷叶适量，捣烂如泥，制成薄药饼数枚，放置在穴位上，之后点燃艾条，采用雀啄灸的方法一上一下地隔着薄荷药饼对穴位施灸，强度要以局部有灼热痛感为度，每穴每次熏灸 10 ～ 15 分钟。

【适应证】外感头痛。

★方八

【取穴】风池。

【操作】患者取适当的体位，以艾条雀啄灸的方法，灸治风池穴。操作时取艾条 1 根，将其一端点燃，先靠近风池穴灸，然后缓缓抬高，直至患者感到有温热感又比较舒服时，采用雀啄灸的方法一左一右地灸双侧风池穴 15 ～ 20 分钟，每日治疗 1 次，以 10 次为一个疗程。

【适应证】各种慢性头痛。

★方九

【取穴】太阳、外关或者风府、哑门、风池（图 2-40）。

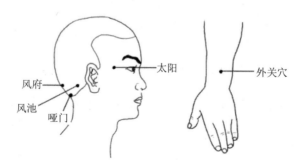

图 2-40　太阳、外关或风府、哑门、风池

【操作】患者取合适的体位，采用艾条温和灸的方法，依次灸治太阳、外关或风府、哑门、风池穴。每穴每次熏灸 10 ～ 15 分钟，隔日治疗 1 次。

【适应证】偏头痛。

★方十

【取穴】血海、三阴交、行间、百会、头维、太阳、上星、列缺、合谷、阿是穴（图 2-41）。

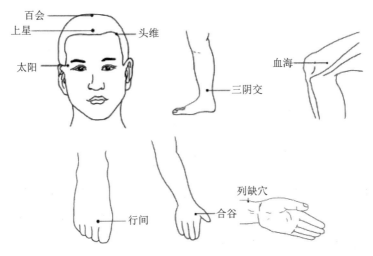

图 2-41 血海、三阴交、行间、百会、太阳、头维、上星、列缺、合谷

【操作】患者取合适的体位，采用艾条温和灸的方法，依次灸治血海、三阴交、行间、百会、太阳、头维、上星、列缺、合谷以及阿是穴。每次选取 3 ～ 5 个穴位，上述穴位交替使用，每穴每次熏灸 5 ～ 10 分钟，每日治疗 1 次。

【适应证】瘀血头痛。

★方十一

【取穴】关元、气海、血海、百会（图 2-42）。

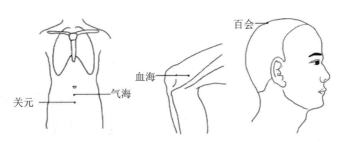

图 2-42 气海、关元、血海、百会

【操作】患者取合适的体位，采用艾条温和灸的方法，依次灸治气海、关元、血海、百会穴。每次每穴熏灸5～10分钟，每日治疗1～2次，以10日为一个疗程。

【适应证】气虚、血虚以及肾虚头痛。适宜于更年期头痛、神经衰弱头痛、中风脑卒中后遗症头痛、产妇头痛、劳伤头痛等由于身体亏虚所导致的头痛。

★方十二

【取穴】丰隆、昆仑、太溪、涌泉（图2-43）。

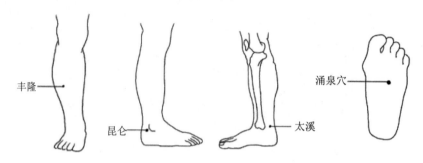

图 2-43　丰隆、昆仑、太溪、涌泉

【操作】患者取合适的体位，采用艾条温和灸的方法，依次灸治丰隆、昆仑、太溪、涌泉穴。每次每穴熏灸5～10分钟，每日治疗1～2次，以10日为一个疗程。

【适应证】痰浊头痛、癫痫头痛。

★方十三

【取穴】命门、肾俞、足三里（图2-44）。

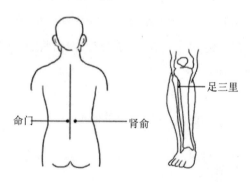

图 2-44　命门、肾俞、足三里

【操作】患者取合适的体位，采用艾条雀啄灸的方法，依次灸治命门、肾俞以及足三里穴。在操作时取鲜生姜1块，切成直径3厘米左右、厚0.3～0.4厘米的薄片，中间用针刺几个小孔，然后把生姜片置于穴位上，点燃艾条，采用雀啄灸的方法一上一下地隔姜对穴位施灸，强度以局部有灼热痛感为度。每穴每次熏灸 10 ～ 15 分钟，每日灸治 1 次，每次灸一侧穴位，两侧交替灸治，以 10 次为一个疗程。

【适应证】肾虚头痛，对体质虚弱而又患有头痛的患者宜常使用。

★方十四

【取穴】气海俞、昆仑、太溪、太冲（图 2-45）。

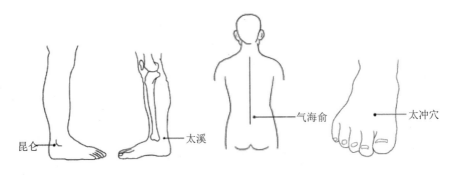

图 2-45　昆仑、太溪、气海俞、太冲

【操作】患者取合适的体位，采用艾条温和灸的方法，依次灸治昆仑、太溪、气海俞、太冲穴。每穴每次熏灸 10 分钟左右，每日治疗 1 次。

【适应证】肝郁气滞头痛。

★方十五

【取穴】肾俞、志室、太溪以及三阴交（图 2-46）。

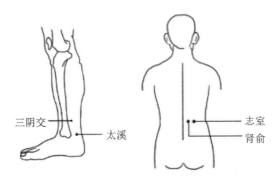

图 2-46　肾俞、志室、太溪、三阴交

【操作】患者取合适的体位，采用艾炷无瘢痕灸的方法，依次灸治肾俞、志室、太溪、三阴交穴。在操作时取麦粒大的艾炷进行灸治，当艾炷燃烧 1/3 ～ 1/2 时，应去掉另换一炷。通常先灸肾俞、志室穴 2 ～ 3 壮，再灸太溪、三阴交穴 1 ～ 3 壮，每日或者隔日治疗 1 次，以 3 ～ 5 次为一个疗程。

【适应证】肾虚、瘀血头痛。

★方十六

【取穴】命门、肾俞、太溪、三阴交、外关（图 2-47）。

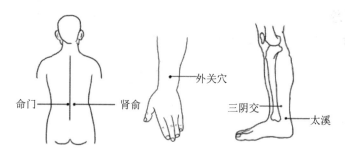

图 2-47　肾俞、命门、太溪、三阴交、外关

【操作】患者取合适的体位，采用艾条温和灸的方法，依次灸治肾俞、命门、太溪、三阴交以及外关穴。通常先灸肾俞、命门穴各 10 ～ 15 分钟，然后灸一侧太溪、三阴交穴各 5 ～ 10 分钟，再灸外关穴 2 分钟（下次灸另一侧太溪和三阴交穴），每日治疗 1 ～ 2 次，以 10 次为一个疗程。

【适应证】肾虚、血瘀头痛，对老年患者和外伤后头痛、颈椎病头痛疗效较好。

★方十七

【取穴】风池、风府、合谷、足三里、三阴交（图 2-48）。

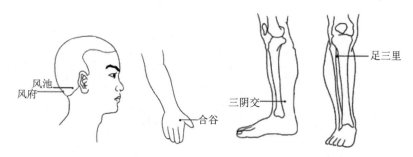

图 2-48　风池、风府、合谷、三阴交、足三里

【操作】患者取合适的体位，局部常规消毒后，采用温针灸的方法进行治疗。操作时先用毫针刺风池、风府、合谷、三阴交以及足三里穴，针刺得气后针柄上置中艾炷进行温针灸，每次取 2 ～ 3 个穴位，以上穴位交替使用，每次每穴温针灸 3 ～ 5 壮，隔 1 ～ 2 日治疗 1 次。

【适应证】偏于虚寒之头痛。

★方十八

【取穴】曲池、合谷、大椎（图2-49）。

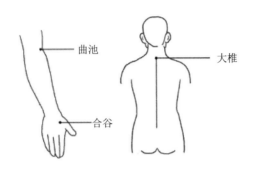

图 2-49　曲池、合谷、大椎

【操作】患者取合适的体位，采用艾炷隔姜灸的方法进行治疗。操作时取新鲜生姜1块，切成直径3厘米左右、厚0.3～0.5厘米的片，以针在生姜片中间穿刺数孔，放在施灸的穴位上，上置黄豆或者枣核大小的艾炷，点燃施灸。如患者在施灸过程中觉局部有热痛感，可把生姜片连同艾炷向上略略提起，稍停放下再灸，或者随即更换艾炷再灸，以使局部皮肤潮红湿润为度。每次施灸3～5壮，每日治疗1次。

【适应证】风寒头痛。

★方十九

【取穴】百会、气海、脾俞、肝俞、肾俞、合谷、足三里（图2-50）。

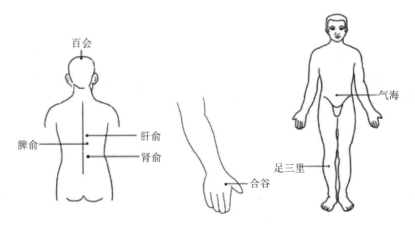

图 2-50　百会、脾俞、肝俞、肾俞、气海、合谷、足三里

【操作】患者取合适的体位，采用艾条温和灸的方法，依次灸治百会、脾俞、肝俞、肾俞、气海、合谷以及足三里穴。每次每穴熏灸 5～10 分钟，每日治疗 1 次，以 10 次为一个疗程。

【适应证】气血不足所引起的头痛。

★方二十

【取穴】百会、头维、太阳、上星、列缺、合谷、风池、风门、阿是穴（图 2-51）。

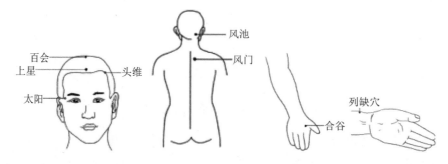

图 2-51　百会、太阳、头维、上星、列缺、合谷、风池、风门、阿是穴

【操作】患者取合适的体位，采用艾条温和灸的方法，依次灸治百会、太阳、头维、上星、列缺、合谷、风池、风门以及阿是穴。每次选取 3～5 个穴位，以上穴位交替使用，每次每穴熏灸 5～10 分钟，每日治疗 1 次。

【适应证】风寒头痛。

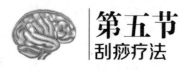

第五节
刮痧疗法

（一）刮痧疗法基础

刮痧疗法为一种运用刮痧器具刮拭皮表，达到疏通经络、挑出痧毒、治愈疾病的治疗方法。其具体方法为首先在体表特定部位涂上刮痧介质，如植物油、酒类以及凡士林等；然后利用边缘润滑的器具，如嫩竹板、小汤匙、瓷器片、铜钱、

硬币,或以棉、麻、毛线团,或用手指在体表部位进行由上而下,由内向外反复刮动,使皮肤出现片状或者点状的红、紫、黑斑点等"出痧"现象。目前比较常用的刮痧用具为由水牛角制成的刮痧板。

刮痧疗法属自然疗法之一,其形成最早可追溯至旧石器时代,当时古人患病时,常本能地用手或石块摩刮,捶击患部或者体表某一部位,有时竟获病痛缓解或痊愈的奇效,这种偶然获得的疗效通过反复多次地实践运用,不断总结积累,逐渐形成一种有效的疗法。《五十二病方》《黄帝内经》中都有用砭石治疗疾病的记载,这种砭石疗法可以认作刮痧疗法的萌芽。该疗法多用于治疗夏秋季时病,如中暑、外感以及胃肠道疾病等。有学者认为刮痧是推拿手法变化而来。清代郭志邃《痧胀玉衡》曰:"刮痧法,背脊颈骨上下,又胸前胁肋两背肩臂痧,用铜钱蘸香油刮背,盖五脏之系,成在于背,刮之则邪气随降,自松解。"《章雅外编》《七十二种痧证救治法》等医籍中也有记载。因为本疗法无需药物,见效快,无不良反应,且简便易学、器械简易、经济实惠,所以目前临床中仍较常用;在我国南方地区更为流行。

(二)辨证刮痧法

(1)外感头痛

【临床表现】头痛多由于天气变化引起,或左或右,或痛连项背,跳痛或掣痛,疼痛不休,恶风畏寒,遇风加剧;舌苔薄白,脉浮。如果兼热邪,多为胀痛,面红目赤,口渴,舌红,苔黄,脉浮数;如果兼湿邪,多头痛如裹,肢体困重,舌苔白腻,脉濡。

【治则】祛风散邪。

【取穴】大椎、大杼、神堂、率谷、丝竹空、风池、太阳、合谷、列缺(图2-52)。

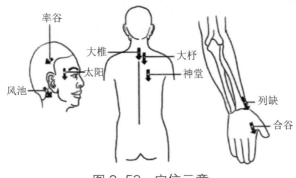

图2-52 穴位示意

【操作】用刮痧法。首先用泻法刮大椎、大抒以及神堂，以出现痧痕为度。然后刮配穴至出现疼痛为止，每日刮治 1 次，直到治愈为止。

（2）气逆头痛

【临床表现】头痛多因抑郁恼怒而致，偏侧头部胀痛或者掣痛，或头痛而眩，或兼胁痛，面赤烘热，口苦，耳鸣，心烦易怒，舌红，夜眠不宁，苔薄黄或少苔，脉弦数。

【治则】疏肝理气，平肝潜阳。

【取穴】一组，风池、风门、大椎、肝俞；二组，百会、太阳、头维、率谷、合谷（图 2-53）。

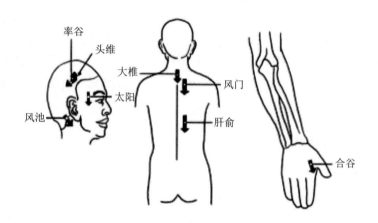

图 2-53　穴位示意

【操作】一组穴用刮痧法。由轻到重，以刮到出现痧痕为度。二组穴用指压法，每穴点揉 3～5 分钟，以有得气感止。均用泻法。每日 1 次，直到治愈为止。

（3）瘀血头痛

【临床表现】偏头痛反复发作，痛处固定不移，经久不愈，呈刺痛，如锥之刺，昼轻夜重，舌质紫黯，或有瘀点瘀斑，苔薄白，脉细涩。女性患者常月经滞涩不畅，夹有血块。

【治则】活血化瘀，通经止痛。

【取穴】风池、翳风、头维、率谷、太阳、合谷、列缺、阳陵泉、足三里、血海、足临泣（图 2-54）。

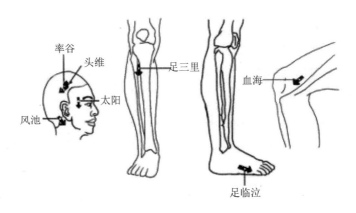

图 2-54　穴位示意

【操作】用刮痧法配以点揉法。先刮风池；点揉翳风、头维、率谷以及太阳，每穴 3～5 分钟；再刮合谷、列缺，然后刮阳陵泉、血海、足三里、足临泣，按同一方向直到刮至皮肤出现痧痕为度。

（4）痰浊头痛

【临床表现】偏侧头痛，沉重而昏蒙，胸脘满闷不舒，呕恶痰涎，或恶心欲呕，食欲不振，舌苔白腻，脉弦滑。此证型患者多形体肥胖，属湿痰素盛之躯。

【治则】化痰降逆。

【取穴】太阳、风池、翳风、头维、率谷、合谷、列缺、丰隆、足三里、足临泣（图 2-55）。

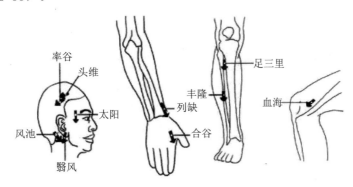

图 2-55　穴位示意

【操作】用刮痧法配以点揉法。先刮风池；点揉翳风、头维、率谷以及太阳，每穴 3～5 分钟；再刮合谷、列缺，然后刮丰隆、足三里、足临泣，按同一方向直到刮至皮肤出现痧痕为度。

（5）血虚头痛

【临床表现】头痛而晕，神疲乏力，心悸不宁，纳呆食少，面色白，舌质淡苔薄白，脉细弱。此证型患者多为脾胃虚弱，气血生化不足；或产后失血，未能及时补养所致。

【治则】益气养血。

【取穴】太阳、风池、翳风、头维、率谷、合谷、列缺、血海、足三里、足临泣。

【操作】用刮痧法配以点揉法。先刮风池；点揉翳风、头维、率谷以及太阳，每穴3～5分钟；再刮合谷、列缺，然后刮血海、足三里、足临泣，按同一方向刮至皮肤出现痧痕为度。

（6）肾虚头痛

【临床表现】头痛并且有空洞感，或为隐痛，绵绵不休，多伴腰腿酸软，足跟痛，神疲乏力，遗精带下，舌红少苔，耳鸣少寐，脉细无力。本证型患者多为老年人或先天不足之人。

【治则】养阴补肾。

【取穴】胸椎8～10及其两侧，太阳、头维以及合谷（图2-56）。

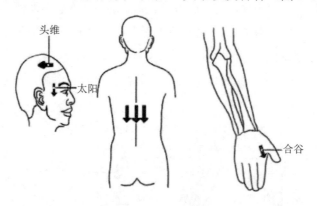

图2-56　穴位示意

【操作】用刮痧法配指揉压法。先刮脊柱两侧，由大椎至第10胸椎自上到下刮3行（正中线及旁开0.5寸），直到刮至皮肤微红为度。然后用手指揉压太阳、头维以及合谷穴，每穴3～5分钟，以得气为度。每日或者隔日1次，至愈为度。

刮痧治疗期间，患者应保持情绪平稳，避免各种不良因素刺激，同时要确保充足的睡眠。此疗法应尽量在头痛发作前施行。部分女性患者头痛发作同月经周期有关，因此最好在经前进行治疗；有其他相关病证者，应配合其他药物或方法予以处理；如遇有皮肤外伤及感染等情况时，应暂停治疗。

（三）预防保健刮痧法

偏头痛患者日常生活中还可以进行保健刮痧，来改善自身体质，提高机体抗病能力，扶正祛邪，从而达到防病保健的效果。

（1）刮头保健法

① 方法一：沿额→顶→枕线及其平行线方向由前向后刮拭头皮（图2-57）。建议选用有保健作用的牛角梳。刮拭力度以个体能耐受为度，宜和缓不宜刺激过大。如此反复进行刮拭5分钟，每天1~2次。

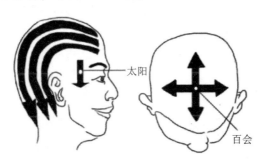

图2-57　穴位示意

② 方法二：以百会穴为中心，分别向前、后、左、右方向刮拭。建议选择有保健作用的牛角梳。刮拭力度以个体能耐受为度，宜和缓不宜刺激过大。如此反复进行刮拭5分钟，每天1~2次。

③ 作用：中医认为头为诸阳之会、脑为元神之府，人体的所有阳经均达于头部。每天刮拭全头，可以畅达全身的阳经，并使人体的抗病能力增强，减少疾病的发病率。刮拭头部，可以调动全身之阳气，促进全身新陈代谢。现代医学认为，刮拭头部，不仅能够直接刺激头部神经末梢，松解局部肌肉紧张，改善头部血液的微循环，还可以调整、增强各中枢神经系统的功能，达到防病治病的目的。此法适用于各型的偏头痛患者。

（2）刮拭耳、手、足部保健法

① 方法：耳，以刮痧板角部先刮耳窝，再刮耳轮及耳背。手，先刮双手手背，再刮手掌心，从腕部刮至手尖。用刮板边缘依次按揉或者全面刮拭第二掌骨桡侧缘。足，刮双足足背和足掌心，由踝部刮至足趾尖。刮拭力度以个体能耐受为度，宜和缓不宜刺激过大。每日2次。

② 作用：刮拭耳、手、足部，对全身脏腑器官有整体调控作用。偏头痛患者

可利用刮拭来改善全身脏腑的功能。

（3）刮拭经脉保健法

① 方法：每天用刮痧板刮拭十二经脉肘、膝关节以下的循行部位，由肘、膝部刮至指（趾）尖部，刮拭力度要以个体能耐受为度，宜和缓不宜刺激过大。每日1～2次。

② 作用：十二经脉有重要作用的五腧穴、原穴以及络穴均在上肢肘部以下、下肢膝部以下的经脉上。经常刮拭这些经脉腧穴可畅达气血、疏通经络，不仅对四肢关节病变有良好的治疗和预防作用，还对五脏六腑有直接的调控作用，对于脏腑的各种慢性疾病都能起到相应的治疗作用。

（四）注意事项

（1）凡危重病症，如急性传染病、重症心脏病、高血压以及脑卒中（中风）等，应立即送医院治疗，禁用本疗法；凡刮治部位的皮肤有溃烂、损伤以及炎症都不能用本疗法，如初愈也不宜采用；饥饿时或者饱食后，以及对刮痧有恐惧者忌用本疗法。

（2）初刮时试3～5下，若见皮肤青紫而患者不觉痛者，为本疗法适应证；若见皮肤发红，患者呼痛，则非本疗法适应证，应送医院诊治。

（3）治疗时，室内要保持空气流通，如天气转凉或者天气冷时冷时应用本疗法要注意避免感受风寒。刮拭前做好解释工作，消除患者恐惧心理。

（4）不能干刮，工具必须边缘光滑，无破损。

（5）要掌握手法轻重，从上而下顺刮，并时时蘸植物油或者水保持润滑，防止刮伤皮肤。

（6）刮痧疗法的体位可根据需要而定，通常有仰卧、俯卧、仰靠、俯靠等，以患者舒适为度。

（7）刮痧的条数多少，应视具体情况而定，通常每处刮2～4条，每条长2～3寸即可。

（8）治疗中出现晕刮，症见面色苍白、出冷汗，恶心呕吐、头晕心慌、四肢发冷或神昏仆倒等，应立即停止刮痧，使患者平卧，饮温开水或热茶，少顷多能好转。晕刮严重者，可刮刺百会、人中、内关以及涌泉等穴，必要时应配合其他急救措施。

（9）刮完之后应擦干油或水渍，并在青紫处抹少量祛风油，1小时之内不能用冷水洗脸及手足，让患者休息片刻，可适当应用温开水或者姜汤以帮助新陈代谢。

有汗者应及时擦干，切忌受凉。若患者自觉胸中郁闷、心里发热等，再在患者胸前两侧第三、第四肋闻隙处各刮一道就可平静。

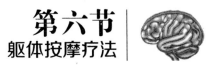

第六节
躯体按摩疗法

（一）按摩常用手法

（1）按法

① 操作：指按法，用拇指端或者指腹按压体表，叫做指按法。头部按摩多用指按法（图2-58、图2-59）。

② 动作要领：按法操作时以力部位要紧贴体表，不可移动，用力要由轻而重，不可用暴力猛然按压。

③ 作用：有醒脑明目、开窍益聪的功效。

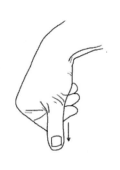

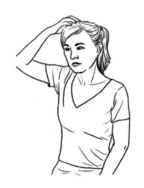

图2-58　拇指按法　　　　　　　图2-59　指腹按法

（2）揉法

① 操作

a. 指揉法：用手指罗纹面吸定于一定的部位或穴位上，进行轻柔缓和的揉动（图2-60）。

b. 鱼际揉法：用大鱼际或小鱼际着力于一定部位或穴位上，进行轻柔缓和的环旋活动（图2-61）。

② 动作要领：揉法操作时腕部放松，以肘部为支点，前臂做主动摆动，带动腕和掌指做轻柔缓和的环旋揉动，动作要协调而有节律，压力要均匀。揉动的幅度适中，不宜过大或过小。

③ 作用：揉法是缓解肌肉痉挛及消除疲劳的重要手法，也可以缓解损伤部位的疼痛。

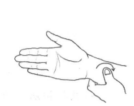 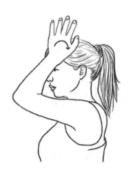

图 2-60　指揉法　　　　　图 2-61　鱼际揉法

④ 注意：在应用本法时要注意着力部位应吸附于治疗部位上，且环旋揉动的幅度应适中，幅度过大或者过小均会影响放松效果。

（3）推法

① 操作：用两手食指、中指两指置于前额部位，自前额正中线向两旁分推，叫做分推法（图2-62、图2-63）。

② 动作要领：着力部位要紧贴于皮肤，压力适中，做到轻而不浮，重而不滞。

③ 作用：本法可以疏通局部经络，开窍醒脑，用于治疗头晕、头痛以及头胀等症状。

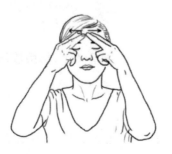 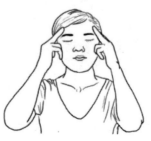

图 2-62　分推法①　　　　图 2-63　分推法②

（4）抹法

① 操作：食指、中指两指的罗纹面着力于治疗部位，以拇指的近端带动远端，进行上下或左右的单方向移动。此法多用于前额部（图2-64）。

② 动作要领

a. 用力宜缓不宜急，宜轻不宜重。

b. 用拇指指端带动远端操作。

c. 两手的用力和速度要对称。

③ 作用：本法有镇静安神、提神醒脑的作用。作用在颜面又有保健、美容的作用。

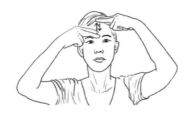

图2-64 抹法

④ 注意：刺激温和而浅，仅达皮肤及皮下，不带动皮下深层组织。在操作时不要用力按压局部。

（5）点法

① 操作：以指端着力，持续按压穴位，即为点法，也叫做点穴。点穴时可以单用拇指点按，也可食指或者食指、中指一起点按穴位。点法作用面积小（图2-65、图2-66）。

② 动作要领：无论用拇指点还是用食指、中指点，手指均应用力保持一定姿势，避免在点的过程中出现手指过伸或者过屈，导致损伤。

③ 作用：本法有通经活络、通行脏腑以及调理气机的作用，多用于止痛、调理脏腑功能。

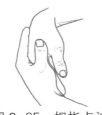

图2-65 拇指点法

④ 注意：在点穴时，局部会有酸、麻、胀以及重等感觉。

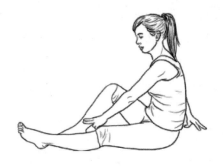

图 2-66　食指、中指二指点法

（6）拿法

① 操作：用拇指及其余四指作相对用力，呈钳形，施以夹力，以掌指关节的屈伸运动所产生的力，有节律性地捏拿一定的部位及穴位上，即捏而提起叫做拿（图 2-67、图 2-68）。

② 动作要领

a. 动作要有连贯性。

b. 捏拿的方向要与肌腹垂直。

c. 用力要由轻而重，不能突然用力。

d. 应以掌指关节运动为主捏拿肌腹，指间关节不动。

③ 作用：本法能够缓解肌肉痉挛，提高机体的兴奋性，消除疲劳，为保健时的常用手法。

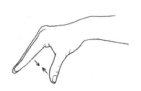
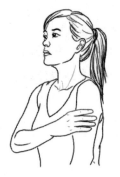

图 2-67　拿法①　　　　图 2-68　拿法②

④ 注意：在施用拿法时，应注意指间关节不动，如果指间关节运动，易造成

掐的感觉，从而影响放松效果。此法柔和，适用部位广，无论男女老幼、体质虚实均可应用。

（7）击法

① 操作

a. 拳击法：以拳面、掌背以及拳底有弹性地击打体表，本法用于背部、腰骶、下肢（图 2-69）。

b. 指尖击法：两手五指屈曲，以指尖着力，有弹性、有节律地击打头部（图 2-70）。

② 动作要领

a. 无论哪种击法，腕关节都应放松并且以肘关节的屈伸带动腕关节自由摆动，如此才能做到有弹性地击打。

b. 在操作时应有一定节律，使患者感到轻松舒适。

c. 做指尖击法时，如果两手交替击打，需击打在相近的部位，并缓慢移动。

③ 作用：拳击法通过振动缓解肌肉痉挛，消除肌肉疲劳。指尖击法能够开窍醒脑，改善头皮血液循环。

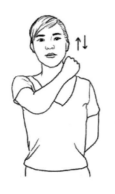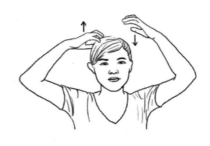

图 2-69　拳击法　　　　　图 2-70　指尖击法

（8）梳头栉发

① 操作：用单手或者双手的手指屈曲，由前至后做梳头动作，称为梳头栉发（图 2-71、图 2-72）。

② 动作要领：由前至后，做轻快的梳理动作。

③ 作用：可镇静安神，用于治疗头痛、失眠、眩晕，也是保健常用手法。本法多作用于头部两侧。

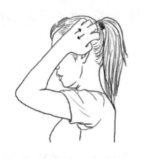 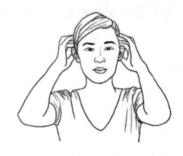

图 2-71　梳头栉发①　　　图 2-72　梳头栉发②

（9）扫散法

① 操作：手指屈曲置于头部的两侧，进行前后方向往返的快速滑动（图 2-73）。

② 动作要领：力量宜轻不宜重，力量达到皮下即可，使患者有舒畅、轻松的感觉。

③ 作用：本法有调理少阳经气的作用，常被用于治疗偏头痛，也可帮助缓解眼疲劳。此法用于头的两侧。

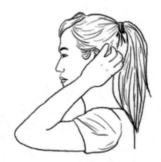

图 2-73　扫散法

④ 注意：操作时进行前后方向的快速滑动，会有轻松、舒畅的感觉。

（10）摩掌熨目

① 操作：两手掌相互摩擦，搓热后把两手掌心放置在两眼上，使眼部有温热舒适感（图 2-74、图 2-75）。

② 动作要领

a. 两手要搓热。

b. 要以掌心放置于两眼之上。手不应触及鼻子。

③ 作用：具有缓解疲劳、安神定志的作用，用于治疗眼部疾病、失眠等症，也为保健常用手法。

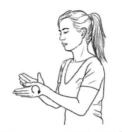

图 2-74　摩掌熨目①

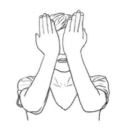

图 2-75　摩掌熨目②

（二）常用穴位

（1）百会

① 定位：位于头部，或者两耳尖连线的中点处（图 2-76）。

② 主治：头痛、头晕、头重脚轻、失眠、健忘、头项强痛、癫狂病、痔疮、久泻。

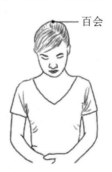

图 2-76　百会

百会穴，为经络会聚之处。经常梳头刺激该穴位有激发元气、外导经络、疏理气血之功效，对降低血压、乌润头发以及防止大脑老化都有好处。

（2）印堂

① 定位：位于额部，两眉头中间（图 2-77）。

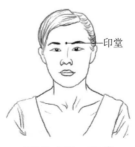

图 2-77　印堂

② 主治：头痛、头晕、失眠、鼻炎、目赤肿痛、呕吐、小儿惊风、面神经麻痹、高血压。

头痛头晕或感觉头晕不清醒时，可用食指和拇指挤捏印堂穴，有酸痛即可。太用力捏挤可能会造成此处青紫，因此要注意力度。

（3）神庭

① 定位：位于头部，前发际正中直上0.5寸（图2-78）。

② 主治：头痛、头晕、失眠、癫痫、目痛、鼻炎。

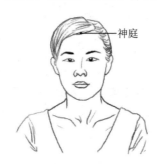

图2-78　神庭

（4）风池

① 定位：位于项部，枕骨之下，胸锁乳突肌与斜方肌上端之间的凹陷处（图2-79）。

② 主治：头痛、头晕、失眠、癫痫、中风、目赤肿痛、视物不清、鼻塞、耳鸣、咽喉肿痛、感冒以及颈项强痛。

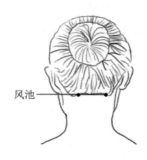

图2-79　风池

感冒或感觉脖子僵硬时，可用双手拇指同时点揉两侧风池穴，点揉至有明显的酸胀感可缓解头痛症状。点揉时可向前上方用力，朝向鼻尖方向。

（5）风府

① 定位：位于项部，后发际正中直上1寸，枕外隆凸直下，两侧斜方肌之间凹陷中（图2-80）。

② 主治：头痛、头晕、颈项强痛、半身不遂、中风不语、癫狂、目痛、咽喉肿痛。

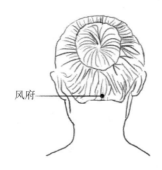

图 2-80　风府

按摩风府时，头略低，以右手拇指按摩，拇指可稍微用劲，按完之后头脑清醒，不再有晕晕沉沉的感觉。

（6）天柱

① 定位：位于项部，斜方肌外缘之后发际凹陷中，约后发际正中旁开1.3寸（图2-81）。

② 主治：头痛、头晕、头项强痛、肩背痛、目视不明、目赤肿痛、鼻塞。

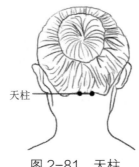

图 2-81　天柱

（7）太阳

① 定位：位于颞部，眉梢与目外眦之间，向后约一横指的凹陷处（图2-82）。

② 主治：视疲劳、头痛、牙痛、面痛。

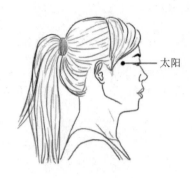

图 2-82　太阳

　　长时间用脑后，太阳穴会出现重压或者胀痛的感觉，此时按摩该穴位效果会非常显著，能够振奋精神、解除疲劳、止痛醒脑。

（8）颔厌、悬颅、曲鬓、悬厘、率谷

① 定位（图 2-83）

a. 颔厌：位于头部鬓发上，头维与曲鬓弧形线的上 1/4 与下 3/4 的交点处。

b. 悬颅：位于头部鬓发上，头维与曲鬓弧形线的中点处。

c. 曲鬓：位于头部，当耳前鬓角发际后缘的垂线与耳尖水平线交点处。

d. 悬厘：位于头部鬓发上，头维与曲鬓弧形线的上 3/4 与下 1/4 的交点处。

e. 率谷：位于头部，当耳尖直上入发际 1.5 寸，角孙直上方。

② 主治：偏头痛、头晕、目赤肿痛、耳鸣、牙痛、颌颊肿痛。

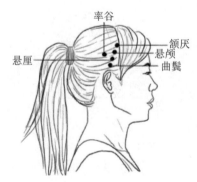

图 2-83　颔厌、悬颅、悬厘、曲鬓、率谷

（9）迎香

① 定位：位于鼻翼外缘中点旁，鼻唇沟中（图 2-84）。

② 主治：鼻流清涕、鼻塞不通、口眼㖞斜、面痒。

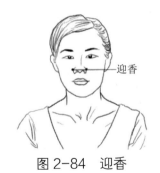

图 2-84　迎香

平日经常按摩迎香穴，可预防感冒。

（10）外关

① 定位：位于前臂背侧，阳池与肘尖的连线上，腕背横纹上 2 寸，尺骨与桡骨之间（图 2-85）。

② 主治：热病、头痛、目赤肿痛、耳聋、耳鸣、胸胁疼痛、上肢痿痹。

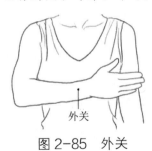

图 2-85　外关

（11）合谷

① 定位：位于手背，第 1、第 2 掌骨间，第 2 掌骨桡侧的中点处（图 2-86）。

简便取法：将一手的拇指横纹搭于另一手的虎口上，将拇指屈曲，指尖所在处即是（图 2-87）。

② 主治：头痛、目赤肿痛、牙痛、咽喉肿痛、耳聋、疟腮、口㖞、热病、无汗、多汗、腹痛、月经不调、便秘、上肢疼痛。

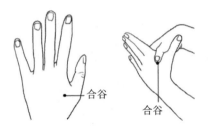

图 2-86　合谷　　图 2-87　简便取合谷

按压合谷穴时手呈半握拳状，按压方向可以沿掌骨缘并偏向手臂侧。孕妇不宜按压此穴。

（12）绝骨

① 定位：位于小腿外侧，外踝尖上3寸，腓骨前缘（图2-88）。

② 主治：偏头痛、颈项强痛、咽喉肿痛、胸胁胀痛、痔疮、便秘、下肢痿痹。

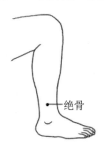

图2-88　绝骨

（三）常用按摩方法

（1）准备动作：取坐位，含胸拔背，双腿交叉盘坐，双手自然放在膝盖上，双目平视前方，全身放松，气息调和，静坐1～2分钟（图2-89）。

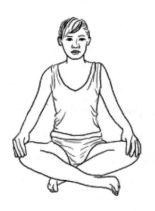

图2-89　准备动作

（2）拿揉颈项部：以拇指与其余四指相对捏住颈后肌肉近发际处，手法采用一紧一松、一上一下的拿捏10～15次，以颈部感酸胀为度，左右手可交替进行，也可运用项部挤按法，本法可以改善脑部血液循环，增强脑组织血液供应（图2-90、图2-91）。

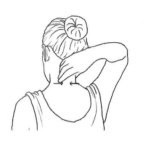 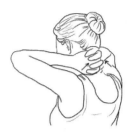

图 2-90　拿揉颈项　　　　图 2-91　挤按项部

（3）开天门：两手食指、中指两指自印堂到神庭做抹法，其余手指微握拳，自下而上，交替进行 0.5～1 分钟。用力宜缓不宜急，宜轻不宜重，两手用力及两手的速度要对称。本法有镇静安神及提神醒脑的作用（图 2-92、图 2-93）。

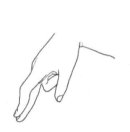 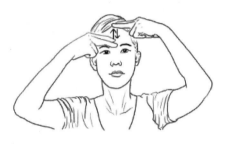

图 2-92　开天门 ①　　　　图 2-93　开天门 ②

（4）分推前额：将两手食指屈曲，拇指按于太阳穴上，以食指内侧屈曲面，由正中印堂穴沿眉毛两侧分推 0.5～1 分钟，双目自然闭合。本法在古代叫做"分阴阳"法。推后感觉头清目爽，具有清除头晕目眩及减轻头痛之功效（图 2-94～图 2-96）。

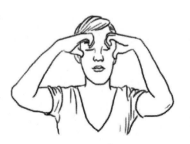 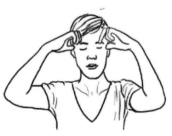

图 2-94　分推前额 ①　　　　图 2-95　分推前额 ②

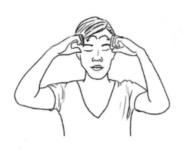

图 2-96　分推前额 ③

（5）点按头部：五指分开微屈，指端着力，由前额发际到头顶再到枕后部点按，每一着力部位点按 2 秒，之后双手点按头两侧部位，往返各 3 次。然后两手同时点按距督脉 1 厘米、3 厘米、5 厘米处的侧线及枕后部。每条线点按 3 ～ 5 遍。在点按时局部有酸胀舒适之感，具有清脑宁神之功效（图 2-97 ～图 2-100）。

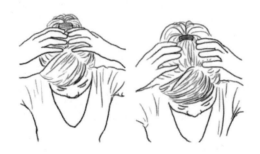

图 2-97　点按头部（距督脉 1 厘米）　图 2-98　点按头部（距督脉 3 厘米）

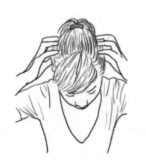
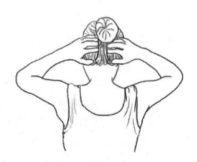

图 2-99　点按头部（距督脉 5 厘米）　图 2-100　点按枕后部

（6）点揉少阳五穴：以拇指点揉法分别点揉额厌、悬颅、悬厘、曲鬓以及率谷五穴。在点揉每一个穴位时，都应使局部产生酸胀感，时间 0.5 ～ 1 分钟，点揉的力量应由轻至重。点揉此五穴对偏头痛有特殊的疗效（图 2-101 ～图 2-105）。

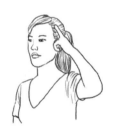 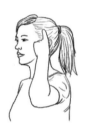

图 2-101 点揉颔厌   图 2-102 点揉悬颅

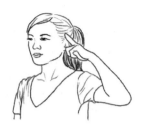 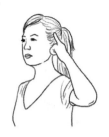

图 2-103 点揉悬厘   图 2-104 点揉率谷

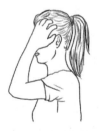

图 2-105 点揉少阳五穴

（7）按揉枕后穴位：把两手拇指指腹分别按于同侧风池、天柱、风府穴，其余四指附在头部两侧，适当用力按揉 0.5 ～ 1 分钟。经常按揉以上穴位，具有清利头目、缓解各型头痛之效（图 2-106 ～图 2-108）。

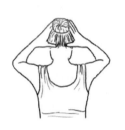 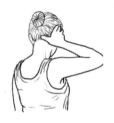

图 2-106 按揉风池   图 2-107 按揉风府

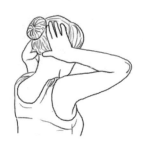

图 2-108　按揉天柱

（8）叩击头部：两手五指屈曲，以指尖着力，有节律、有弹性地击打头顶。操作时两手交替击打，击打在相近的部位，并且缓慢移动（图 2-109、图 2-110）。

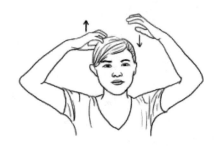

图 2-109　叩击头部 ①　　　　　图 2-110　叩击头部 ②

（9）鸣天鼓：双掌按于两耳，双手掌按住不动，两手拇指贴在后枕部风池穴上，以食指上抬压在中指上，食指由中指上向下滑动，有如击鼓声，反复滑动 10 ～ 20 次。有提神醒脑、定眩聪耳的功效（图 2-111、图 2-112）。

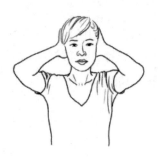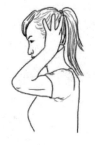

图 2-111　鸣天鼓 ①　　　　　图 2-112　鸣天鼓 ②

（10）扫散头侧：手指屈曲防在头部的两侧，做前后方向往返的快速滑动。力量宜轻不宜重（图 2-113、图 2-114）。

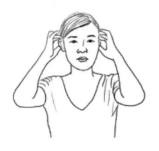 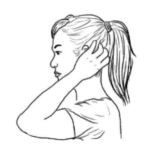

图 2-113　扫散头侧 ①　　　　　图 2-114　扫散头侧 ②

（11）梳头栉发：双手呈爪状，放于同侧眉部上方，适当用力从前额梳推至头后部，连续做 10 ～ 15 次。亦可用木梳代手指操作。通常以局部感到发灼热舒适，不使头皮有痛感为度。此法具有镇静安神的功效（图 2-115、图 2-116）。

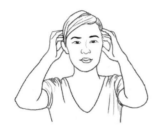 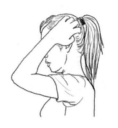

图 2-115　梳头栉发 ①　　　　　图 2-116　梳头栉发 ②

（12）摩掌熨面：将双手相互搓热，分别放于同侧面部，轻轻摩揉面部，反复操作 5 ～ 10 次。同时可以配合点按迎香穴，以促进面部血液运行，使防病能力提高（图 2-117 ～图 2-119）。

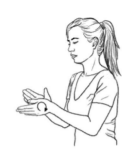 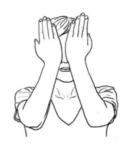

图 2-117　摩掌熨面 ①　　　　　图 2-118　摩掌熨面 ②

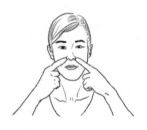

图 2-119　点按迎香

（13）远端配穴：无论哪型头痛，无论哪个部位疼痛，均可以搭配 1～2 个远端穴位，如合谷、外关、绝骨，可以施以点揉、点按的手法给予刺激，使得穴位局部产生较强的酸胀感。主要目的在于引气下行，避免气聚于上，出现头晕头痛等症（图 2-120～图 2-122）。

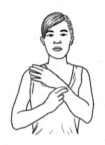

图 2-120　点揉外关

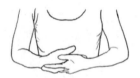

图 2-121　点揉合谷

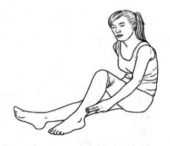

图 2-122　点揉绝骨

（四）辨证按摩法

★外感头痛

【临床表现】头痛多由于天气变化引起，或左或右，或痛连项背，跳痛、掣痛，疼痛不休，恶风畏寒，遇风加剧。舌苔薄白，脉浮。如果兼热邪，多为胀痛，面红目赤，口渴，舌红苔黄，脉浮数；如果兼湿邪，多头痛如裹，肢体困重，舌苔白腻，脉濡。

【治则】祛风散邪。

【取穴】头颈部和印堂、百会、太阳、头维、角孙、风池、肩井、安眠、攒竹、络却（图2-123）。

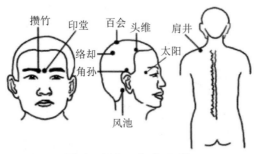

图 2-123　穴位示意

【操作】仰卧。先拿颈部风池穴，时间约为2分钟，按风府1分钟，轻揉太阳，用双手拇指或鱼际从太阳穴推至风池3～5次；再用双手掌揉两侧颞部1～2分钟；用双手按双侧角孙穴，可以治两侧头胀痛；用双手以颤法颤头两侧半分钟；以双手食指、中指、无名指尖拨拉头颈后部乳突下风池及安眠1～2分钟；以双手拇指经印堂交替按压督脉至百会，再压膀胱经攒竹至络却，往返数次，再用双手拇指搓百会到印堂、络却以及攒竹，或用双手拇指搓头两侧1分钟，再以双手指侧敲2分钟。坐位，拍打肩部，结束（图2-124）。若是湿热头痛，则先用揉法由百会到大椎往返数次，用双手掌再在头颈后部两侧，对称性颤法1分钟；轻拍百会，重叩大椎，再以双手拿肩井和两上臂，叩打肩臂部结束。

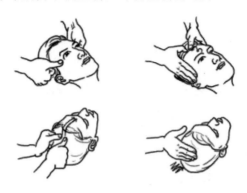

图 2-124　操作方法

★气逆头痛

【临床表现】头痛多由于抑郁恼怒而致，偏侧头部胀痛或掣痛，或头痛而眩，或兼胁痛，面赤烘热，口苦，耳鸣，夜眠不宁，心烦易怒，舌红，苔薄黄或少苔，脉弦数。

【治则】疏肝理气，平肝潜阳。

【取穴】肝俞、阳陵泉、百会、太阳、风池、头维、角孙、风池、肩井、安眠、攒竹、络却（图2-125）。

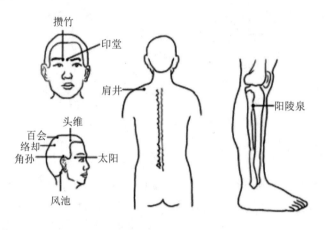

图 2-125　穴位示意

【操作】卧位，按摩者先按揉肝俞、阳陵泉2分钟，以双手拇指或鱼际从太阳穴推至风池3～5次，再以双手掌揉两侧颞部1～2分钟，用双手按双侧角孙穴，可以治两侧头胀痛，用双手拇指搓百会到印堂、络却以及攒竹，或用双手拇指搓头两侧1分钟，再用双手指侧敲2分钟。坐位，拿风池，揉风府、肩井，拍打肩部，结束（图2-126）。

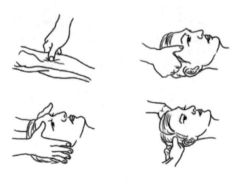

图 2-126　操作方法

★瘀血头痛

【临床表现】偏头痛反复发作，经久不愈，痛处固定不移，呈刺痛，若锥之刺，昼轻夜重；舌质紫黯，或有瘀点瘀斑，苔薄白，脉细涩。女性患者常月经滞涩不畅，夹有血块。

【治则】活血化瘀、通经止痛。

【取穴】攒竹、鱼腰、丝竹空、风池、睛明、合谷、血海（图2-127）。

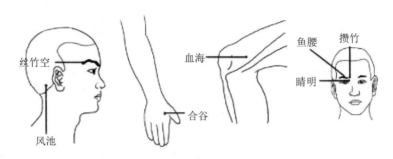

图 2-127 穴位示意

【操作】按摩者先按揉血海3分钟；按揉攒竹、鱼腰以及丝竹空，轻按睛明，以双手拇指向前内上方点风池穴；再轻揉太阳、拿合谷，分推胸部8～10次；之后再按云门1分钟，以双手拇指同时对称按中府1分钟（图2-128）。

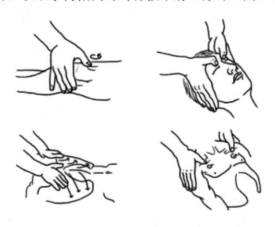

图 2-128 操作方法

★痰浊头痛

【临床表现】偏侧头痛，沉重而昏蒙，胸脘满闷不舒，恶心欲呕，或者呕恶痰涎，食欲不振，舌苔白腻，脉弦滑。本证型患者多形体肥胖，属湿痰素盛之躯。

【治则】化痰降逆。

【取穴】攒竹、鱼腰、足三里、中脘、风池、丝竹空、合谷、脾俞（图2-129）。

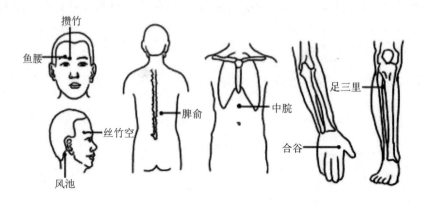

图 2-129　攒竹、鱼腰、足三里、中脘、风池、丝竹空、合谷、脾俞

【操作】按摩者按揉攒竹、鱼腰、丝竹空，轻揉太阳和拿合谷，再按摩中脘2分钟，以双手拇指同时对称按脾俞1分钟，之后按揉足三里1分钟（图2-130）。

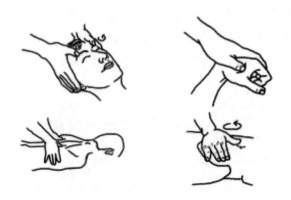

图 2-130　操作方法

★血虚头痛

【临床表现】头痛而晕，心悸不宁，神疲乏力，面色白，纳呆食少，舌质淡苔薄白，脉细弱。本证型患者多为脾胃虚弱，气血生化不足，或者产后失血，未能及时补养所致。

【治则】调气养血。

【取穴】心俞、神门、三阴交、头维、膈俞、脾俞、肾俞、胃俞、肝俞

（图 2-131）。

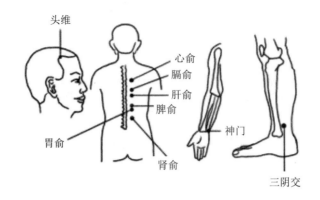

图 2-131　心俞、神门、三阴交、头维、膈俞、脾俞、肾俞、胃俞、肝俞

【操作】先按揉心俞、神门、三阴交以及头维，再按揉膈俞、肾俞、脾俞、胃俞、肝俞，补脾土，泻肝火（图 2-132）。

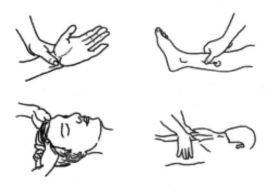

图 2-132　操作方法

★肾虚头痛

【临床表现】头痛且有空洞感，或是隐痛，绵绵不休，多伴腰腿酸软，足跟痛，神疲乏力，遗精带下，耳鸣少寐，舌红少苔，脉细无力。多为老年患者或者先天不足之人。

【治则】养阴补肾。

【取穴】脾俞、肾俞、三阴交、太阳以及风池（图 2-133）。

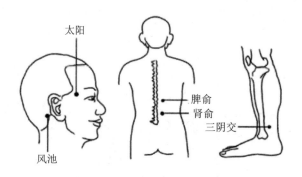

图 2-133　脾俞、肾俞、三阴交、太阳、风池

【操作】先按揉脾俞、肾俞、三阴交 3 分钟，之后按太阳 3 分钟，拿风池 2
分钟（图 2-134）。

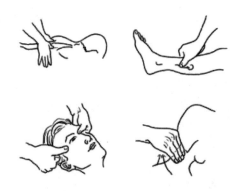

图 2-134　操作方法

（五）分经辨证按摩法

头为诸阳之会，手足三阳经都循行过头面，厥阴经入颠顶，故头痛可根据疼
痛部位来辨别属于何经，然后依据经络来选取穴位进行治疗，这就是分经辨证。
头部不同部位与经脉分布对应见表 2-1。

表 2-1　头部经脉循行与部位对应表

经脉	头部循行部位
阳明经	前额部
少阳经	侧头部
太阳经	后头部
厥阴经	颠顶部

（1）阳明经头痛疼痛部位在前额部、眉棱骨处

① 选穴：治疗选取手足阳明经穴位，合谷、头维、温溜、内庭（图 2-135）。

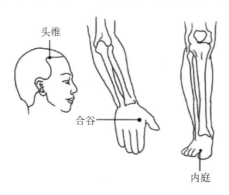

图 2-135 合谷、头维、温溜、内庭

② 操作：掐按合谷、内庭各 1 分钟；以点法或按揉法按摩温溜、头维各 1 分钟。患者可自我按摩，也可以请家人按摩。

（2）少阳经头痛疼痛部位在侧头部

① 选穴：治疗选取手足少阳经穴位，外关、颔厌、率谷、阳辅、足临泣（图 2-136）。

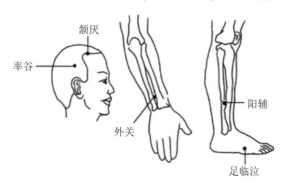

图 2-136 外关、颔厌、率谷、阳辅、足临泣

② 操作：点按率谷及颔厌各 1 分钟，揉外关 1 分钟；点按或者按揉阳辅 1 分钟；掐足临泣 1 分钟。患者可自我按摩，也可以请家人按摩。

（3）太阳经头痛疼痛部位在后头部

① 选穴：治疗选取手足太阳经和少阳经穴位，后溪、养老、风池、天柱、昆仑。

② 操作：拇指掐按后溪及养老穴各 1 分钟；用双手拇指对称按压天柱穴、风池穴各 1 分钟。点揉昆仑穴 1 分钟。可以自我按摩，也可以请家人按摩。

（4）厥阴经头痛疼痛部位在颠顶

① 选穴：治疗选取足厥阴经与少阳经穴位，如太冲、率谷、光明、完骨（图2-137）。

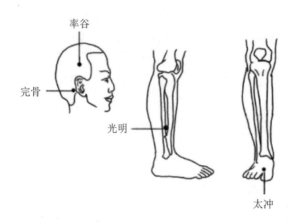

图2-137　太冲、率谷、光明、完骨

② 操作：以拇指掐太冲，一起一落操作，点按光明穴，用拇指指腹揉率谷、完谷各1分钟。患者可自我按摩，也可以请家人按摩。

（六）其他常用按摩法

按摩有助于缓解偏头痛。无论何种原因造成的偏头痛，如果能进行良好的按摩，都可以使头部神经、血管不协调的情况转好，更能让头部肌肉松弛，这样偏头痛情况自然会好转。

★头部按摩法

【选穴】百会、太阳以及患侧头部。

【方义】主要取头痛局部按摩，太阳祛风止痛，百会开窍醒神，配合疼痛局部按摩，加强按摩效果。

【操作】百会，食指、中指点按或者拇指按揉，时间约2分钟；太阳，双手中指按太阳穴转圈揉动，先顺揉10圈，之后倒揉10圈，反复几次；患侧头部，将双手的10个指尖，放在头部最痛的地方，如梳头那样进行快速梳摩，梳摩100次（图2-138）。

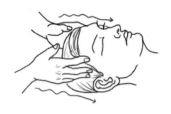

图 2-138 操作方法

★四部按摩法

【选穴】百会（头部）、风池（颈部）、合谷（上肢部）以及阳辅（下肢部）四穴（图 2-139）。

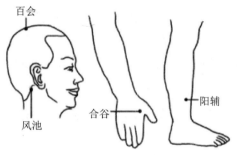

图 2-139 百会、风池、合谷

【方义】百会是局部穴，具有开窍、升阳的功效；风池取其祛风疏散之义；"头面合谷收"，头面诸疾均可取合谷；阳辅为胆经经穴，能祛风止痛，能够治疗偏头痛。

【操作】百会，取两耳尖连线中点进行点按或者用拇指按揉；风池，用拿法或食指、中指两指并拢点揉；合谷，以揉法或掐法；阳辅，用点法、按法或揉法。每按摩刺激 3 秒，休息 3 秒，全程共约为 5 分钟（图 2-140）。

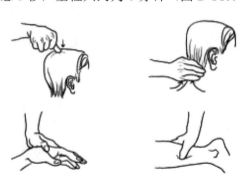

图 2-140 操作方法

★安神止痛法

【选穴】百会、印堂、阿是穴。

【方义】痛由神导，神宁可使痛减。印堂是经外奇穴，有良好的镇静安神作用；百会为督脉，为身体最高之穴，可安神、升阳；局部选取阿是穴可镇痛宁神。

【操作】患者闭目仰卧，指压印堂穴，可以同时揉印堂，按摩操作 1 分钟；取百会，用拇指掐按或者用食指按压，操作 1 分钟；用手指指腹按揉局部阿是穴，不拘遍数。

★通经止痛法

【选穴】会宗、合谷、颅息、太冲（图 2-141）。

【方义】不通则痛，侧头部是少阳经脉循行所过处，会宗为手少阳三焦经郄穴，郄可治急，依据循经取穴和局部取穴的原则，取会宗与局部的颅息疏通经气，通络止痛；合谷为阳明经原穴，太冲为与少阳经相表里的厥阴经的原穴，两穴相合有开"四关"之称，能够开窍、通经、止痛。

【操作】患者闭目仰卧，点按颅息，按揉会宗，掐按合谷及太冲。每穴按摩操作 1 分钟。

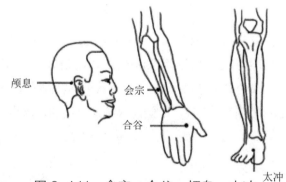

图 2-141　会宗、合谷、颅息、太冲

★移神止痛法

【选穴】人中、合谷、涌泉、太冲（图 2-142）。

【方义】转移神志可止痛。人中和涌泉两穴刺激耐受度小，痛感较强。且人中为督脉穴，可通督调神；涌泉为人体最低之穴，"病在上者下取之"，通经效佳。合谷及太冲开四关，能够开窍、通经、止痛。

【操作】患者闭目仰卧，或者取坐位。用拇指掐人中穴，一起一落，操作 1

分钟；拇指按揉合谷及太冲各 1 分钟；最后揉涌泉，不拘遍数。

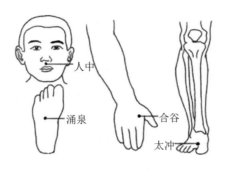

图 2-142　人中、合谷、涌泉、太冲

（七）预防保健按摩法

在偏头痛缓解期采用一定的手法进行按摩，能够延长偏头痛发作间隔期，对于预防偏头痛的发作有重要的意义。如下介绍预防保健按摩法。

（1）推梳法两手掌放于下颌部，十指放于面部，向鼻、面、目、眉方向推摩（如洗脸）至前额部，五指分开成梳形，从发际处向头顶、后头部方向推梳 15 ～ 20 次，动作缓慢柔和。

（2）点穴法两手食指放中指上，用中指指腹点揉太阳、印堂、睛明、头维、风池穴。顺时针、逆时针方向各 20 ～ 30 次，自感酸胀为宜。

（3）雀啄法两手五指微屈分开成爪形，以腕部自然屈伸的摆动带动手指端着力于头各部。双手交替进行约两分钟。

（4）捏揉耳郭双手拇食指捏住耳尖部，向耳垂方向捏揉 15 ～ 20 次。

（5）震动耳膜两手掌压于耳门处一松一紧地按压，借助空气震动耳膜，可感到"嗡嗡"声响，操作约 1 分钟。

（6）压耳击鼓两手掌心压两耳孔，手指置于脑后枕部，食指压于中指上，并于中指上滑下，叩击后头部约 1 分钟。

以上预防保健按摩法，无论是自我按摩，还是请他人按摩，都要注意手法，认真操作，集中注意力，操作次数和时间应根据体质和疾病的具体情况而定，时间安排在晨醒后和睡前进行为佳。按摩必须持之以恒，只要坚持下去，必会收到满意的效果。

（八）按摩止痛的注意事项

（1）按摩环境：头痛发作时，常对光线刺激较敏感，这时候应选择光线较暗的房间，使患者平卧，放松身心来接受按摩治疗。周围环境不宜嘈杂，宜安静。尽量避免患者因受到外界环境因素的刺激而加重病情。

（2）按摩刺激量：按摩手法刺激量的大小因人而异，并不是越大越好。尤其头面部神经分布密集，对于各种刺激较敏感。头痛发作时，如患者体质强，手法刺激量可相对加大；患者体质弱，手法刺激量宜小。头痛缓解期进行的预防按摩则宜以轻柔舒缓为原则操作。

（3）按摩介质：按摩时常可应用介质，可以增强疗效，润滑和保护皮肤。常用介质的种类如下。

① 水汁剂：可用水、姜汁以及中药水煎液等。

② 酒剂：将药物置于75%酒精或者白酒中浸泡而成，可用樟脑酒、椒盐酒、正骨水、舒筋活络药水等。

③ 油剂：由药物提炼而成，常用的有麻油及松节油等。

④ 散剂：将药物晒干，捣细，研末为散，可用摩头散及滑石粉等。

⑤ 膏剂：用药物加适量赋形剂（如凡士林等）调制而成。历代处方众多，应用也比较广泛。

（4）影响疗效的因素：辨证不准确；手法选择不当；选穴不准确；手法治疗量不足或太过；治疗的时机把握不当；个体差异；疗程设置不合理。

（5）按摩异常情况的处理

① 治疗部位皮肤疼痛：患者经按摩手法治疗，局部皮肤可能会出现疼痛等不适的感觉，夜间尤甚，常见于初次接受按摩治疗的患者。主要原因在于术者手法不熟练，或局部施术时间过长；或者手法刺激过重。通常不需要做特别处理，1～2天即可自行消失。若疼痛较为剧烈，可在局部热敷。对于初次接受按摩治疗的患者应选用轻柔的手法，同时手法的刺激不宜过强，局部施术的时间也不宜过长。

② 皮下出血：患者在接受手法治疗之后，治疗部位皮下出血，局部呈青紫色，出现紫癜及瘀斑。因为手法刺激过强；或患者血小板减少；或老年性毛细血管脆性增加等。微量的皮下出血或局部小块青紫时，通常不必处理，可以自行消退；若局部青紫肿痛较甚，应先行冷敷，待出血停止之后，再热敷或轻揉局部以促使局部瘀血消散吸收。手法适当仍有出血时，应注意排除血液系统疾病。

③ 骨折：手法不当或者过于粗暴可引起骨折，按摩时患者突然出现按摩部位剧烈疼痛，不能活动。对于老年骨质疏松患者，手法不宜过重，活动范围应由小到大，不要大于正常生理限度，并注意患者的耐受情况，以免造成骨折。

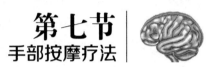

第七节
手部按摩疗法

同足底一样，手也为一个全息单元。在我们的手上有许许多多内脏器官的反射区。这些反射区既可以反映我们身体的健康状况，又可通过刺激相应的反射区，起到治病的作用。在这些反射区中，常用于治疗偏头痛的有头、眼睛、胃肠道以及颈部反射区。

（1）常用手反射区：头（脑）、眼睛、胃、颈部反射区（图2-143）。

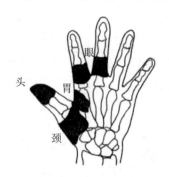

图 2-143　常用手反射区

（2）手部按摩法：手部按摩能够借助按摩对应治疗偏头痛的反射区域，达到止痛的目的。具体操作是先找到治疗偏头痛的反射区（图2-144）。

头部反射区（拇指）、胃肠反射区、眼、颈部反射区，然后以手部的按摩刺激手法进行按摩。具体的按摩刺激手法如下。

① 按压法：拇指在痛点上向深处按压下去，其余四指在痛点的反面也就是手背处相应地对顶着。

② 揉按法：拇指在手掌面的酸胀痛点处按顺时针方向揉按。

③ 推按法：拇指依酸胀痛点的肌纤维推按。

④ 捆扎法：此法是为了使反射区在手指部位获得更强及更持久有效的刺激方法，可通过橡皮筋等捆扎手指来获得。

⑤ 夹法：此法是一种为了使反射区获得更强和更持久的刺激方法，可通过反射夹或一般的晒衣夹夹住反射区的位置来达到目的。

⑥ 挤压法：此法是一种消除精神紧张，促进全身神经系统兴奋的方法，可将双手十指相互交叉用力握紧，用力挤压手指。

⑦ 顶压法：双手指指尖相互对顶，也可通过反射梳、铅笔或类似的器具顶压反射区域。通过以上的刺激手法每周至少刺激按摩2次，每次15分钟。这种刺激反射治疗法对大多数高血压患者都有效，而且也可作为治疗中风的辅助疗法。

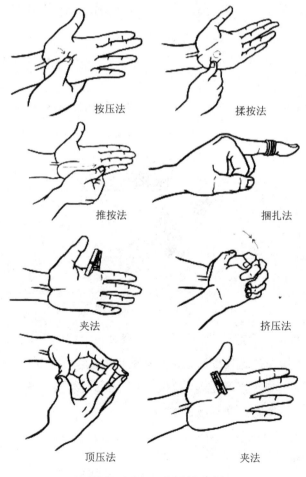

按压法　　　　　　　　　　揉按法

推按法　　　　　　　　　　捆扎法

夹法　　　　　　　　　　挤压法

顶压法　　　　　　　　　　夹法

图 2-144　手部按摩法

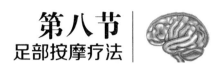

第八节
足部按摩疗法

（一）什么是足底按摩疗法

足底按摩是人们比较熟悉的一个名词。大大小小的"足浴""足疗"的广告牌让人们对足底按摩不再陌生。足底按摩，又叫做足部反射疗法、足部病理按摩、足道养生等，为一种以刺激足部反射区为主的按摩疗法。

（1）足反射区

脚内有十分丰富的神经末梢，通过这些神经末梢，信息和能量从身体所有器官和部位反射到脚底的一定区域，即反射区。反射区为神经聚集点，这些聚集点都与身体各器官相对应。每个器官在脚部都有一个固定的反射位置。身体右半部的器官和右脚的相应区域有联系，身体左半部的器官与左脚的相应区域有联系。当一个人身体的某个脏器或者体表的某处发生病变，都会在相应反射区出现一定反应。特别需要指出的是，头部器官由于神经下行传导过程中延髓呈左右交叉，故在脚部反射区是左右交叉的，也就是左侧头部器官反射区在右脚，右侧头部器官反射区在左脚，例如左眼反射区在右脚，右眼反射区在左脚。我们一般所接触到的足底按摩主要是用手直接或者间接施力于足部反射区，运用各种手法给脚部一定疼痛刺激，通过反射区的作用纠正身体相应器官的不正常状态，从而收到治疗保健的效果。用手按摩比较灵活，可以根据不同人对疼痛不同的耐受度来调节施力的大小，可自我按摩，也可互相按摩。直接按摩主要靠手来施力，而且要求达到一定的刺激程度，所以操作起来比较累，需要一定的力量与耐力。间接按摩常通过一些器具，如按摩棒等按摩，相对来说，减轻了手的用力，比较轻松一点。也可完全不用手来按摩脚部，比如坐位或站立时，可在足部反射区位置垫一块鹅卵石，借助上下小幅度踮脚的运动，一起一落，达到鹅卵石对脚的按摩刺激作用。其他如药物泡脚、热水烫脚以及运用电磁仪器刺激脚部等也均归入脚部按摩的范畴。

（2）足底按摩注意事项

① 按摩前必须剪短并洗净指甲，为了防止损伤皮肤，应在皮肤上涂上一些油膏以润滑，然后视被按摩点的情况，采取绕圈式的揉搓或者上下式的挤压方式进行按摩。而且对大部分的按摩部位来说，需要往心脏方向按摩，刺激的强度应由

轻到重，逐渐增加压力。

② 房间要通风、保温、保持空气新鲜。夏季治病时，不可用风扇吹患者双脚。

③ 假如患者精神紧张、身体疲劳或者正处于情绪激动之中，要让患者稍事休息，待患者平静下来后再进行治疗。

④ 按摩后，半小时内，饮温开水500毫升（肾脏病者不要大于150毫升），以利于代谢废物排出体外。

⑤ 避免压迫骨骼部位，避免骨膜发炎或出现溢血肿胀现象（患血小板减少症者容易发生青紫肿块，应该注意）。

⑥ 脚部受伤，不要在脚部受伤部位加压，应找出上下肢相关反射区的疼痛点按摩。

⑦ 长期接受足部按摩，足部痛的感觉会迟钝，这时可用盐水浸泡双脚半小时，脚的敏感性会增强，治疗效果也就会大大提高。

（3）足底按摩禁忌证

① 在妇女月经或者妊娠期间应避免使用足底按摩，以免引起子宫出血过多或影响胎儿健康。

② 由于足底按摩有促进血液循环的作用，因此对脑出血、内脏出血及其他原因所致的严重出血病患者，不能使用，以免导致更严重的出血。

③ 对严重肾衰竭、心力衰竭以及肝坏死等危重患者，足底按摩的刺激可引起强烈的反应甚至使病情恶化，所以必须慎用。

④ 对于肺结核活动期的患者，不能应用，防止结核菌随血行播散，导致弥漫性、粟粒性结核的严重后果。

⑤ 对于频发心绞痛患者，应嘱患者绝对卧床休息，并且尽量妥善送医院就医，不能滥用足底按摩。

⑥ 高热、极度疲劳、衰弱、长期服用激素以及脚部病变等不宜按摩的患者。

（二）偏头痛常用足底按摩法

（1）操作手法：足部按摩手法多种多样，而且简单、方便、易学。由于拇指动作最灵活，感应最灵敏，最易施加力量，容易控制轻重，按摩效应较好，所以临床手法按摩多采用。

① 拇指指尖施压法：以拇指指尖施力，其余四指收拢如握拳状。多用于脚趾

趾腹或者趾根等面积较小的区域（图2-145）。

②食指单勾施压法：食指弯曲，其余四指收拢如握拳状，以食指第一、第二指间关节施力（图2-146）。

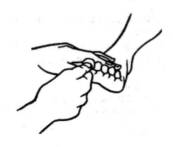

图2-145　拇指指尖施压法　　　图2-146　食指单勾施压法

③掌搓法：五指并拢，以手指掌面着力，前后搓动。多用于脚背（图2-147）。

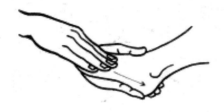

图2-147　掌搓法

④拇指搓法：以拇指指腹着力，其余四指并拢与拇指分开，前后搓动。多用于脚背（图2-148）。

⑤揉法：以拇指指尖着力，其余四指握拢。拇指指尖固定于反射区处旋转揉动（图2-149）。

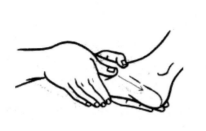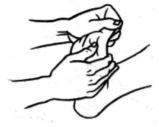

图2-148　拇指搓法　　　图2-149　揉法

⑥撮指叩法：以五指指尖捏在一起，上下叩击反射区（图2-150）。

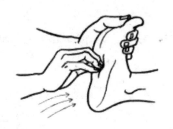

图2-150 撮指叩法

⑦ 捏法：以拇指和其余四指分开，分别着力在脚掌及脚背。拇指指腹与食指桡侧面共同用力挤捏（图2-151）。

⑧ 握法：以一手持脚跟，另一手握脚掌，用力挤握（图2-152）。

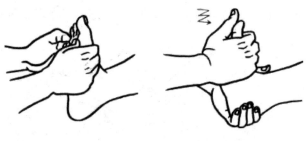

图2-151 捏法　　　　　图2-152 握法

（2）刺激效果：对于按摩手法的选用，每个人均有自己的习惯，无需等同划一，只要操作方便，按摩力度适中，能达到按摩的目的即可，不用拘泥于形式。那么，足穴的按摩刺激，会达到什么效果呢？

① 触性刺激：对皮肤进行轻柔按摩，有镇静、安神的作用，可以使身体保持平衡，改善紧张情绪，也可以使自主神经的活动旺盛。

② 痛性刺激：按揉压痛点，能够使神经兴奋，促进内分泌功能，提高神经系统功能。

③ 运动刺激：通过活动关节、肌肉的方法，由生理学角度看，效果最大，对运动神经和自主神经有较好的调整作用。

④ 压迫刺激：局部压迫，可以激发肌肉的代谢活动，提高内脏功能，促进生理功能及生长发育。

⑤ 叩打刺激：指的是咚咚地敲打局部或全脚，以起到扩张和收缩内脏肌肉的效果。迅速叩打则可收缩肌肉血管，加强内脏功能，而缓慢地叩打则可松弛肌肉，

使内脏的功能活动减少，使内脏得以良好休息。

（3）足底按摩法：足底按摩对止痛有其独到之处，疗效确切可靠，方便实用；其原理主要是刺激穴位时大脑就会产生一种化学物质，这种物质带有麻醉作用。当大脑分泌这种物质时，神经纤维中传达疼痛信息的神经线路会抑制神经细胞传达疼痛信息，所以便可阻止传递信息的神经向大脑传递疼痛感，从而收到止痛的效果。

反射区：脑、肝（图2-153）。

按摩法：可自我按摩，也可以让家人帮忙按摩。自我按摩取坐位，家人按摩则可以坐或舒适地躺下。按摩时以拇指，或者其他手指的指腹，或者指关节，均匀有规律地按压。首先从足趾到足跟来回按摩一遍，然后重点按摩以上反射区，以双手同时用力掐、按摩双脚距趾的跗部，5分钟左右就可缓解头痛症状。然后缓慢按揉肝反射区，操作10分钟。按摩完一侧再按摩另一侧。

① 按摩的节奏：壮实者，节奏要快；体质虚者，节奏要慢。

② 力度：指按摩对应区域用力的大小。一般按压至痛和不痛之间为好。

③ 刺激量：指的是按摩时，对足反射区的刺激程度。每次按摩时，开始要轻刺激，治疗中间要重刺激，按摩结束之前要用轻刺激。随着治疗的深入、患者耐受力的提高，治疗的刺激量要加大。每次按摩的时间应掌握在30～40分钟，对于重病患者，可减为10～20分钟；按摩结束后，要多饮开水，以促进代谢废物排出。通常每天按摩1次，10～15次为一个疗程。

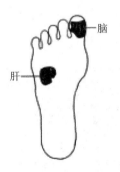

图2-153　常用反射区

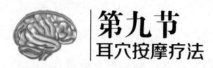

第九节
耳穴按摩疗法

（一）治疗偏头痛常用耳穴

（1）耳部解剖名称（图2-154）

① 耳轮：耳郭卷曲的游离部分。

② 耳轮脚：耳轮深入耳甲的部分。

③ 对耳轮：与耳轮相对呈"Y"字形的隆起部，由对耳轮体、对耳轮上脚以及对耳轮下脚三部分组成。

④ 对耳轮下脚：对耳轮向前分支的部分。

⑤ 对耳轮上脚：对耳轮向上分支的部分。

⑥ 三角窝：对耳轮上脚与下脚之间的三角形凹窝。

⑦ 对耳屏：耳垂上方和耳屏相对的瓣状隆起。

⑧ 耳屏：耳郭前方呈瓣状的隆起。

⑨ 耳垂：耳郭下部无软骨的部分。

⑩ 耳甲：部分耳轮与对耳轮、对耳屏及外耳门之间的凹窝。由耳甲艇与耳甲腔两部分组成。

⑪ 耳甲艇：耳轮脚以上的耳甲部。

⑫ 耳甲腔：耳轮脚以下的耳甲部。

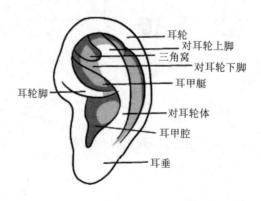

图 2-154　耳部解剖名称

（2）耳穴的分布：耳穴在耳郭的分布存在一定规律，正如一个倒置在子宫中的胎儿，头部朝下，臀部朝上。其分布规律为与面颊相应的穴位在耳垂；与下肢相应的穴位在对耳轮上、下脚；与上肢相应的穴位在耳舟部；与躯干相应的穴位在耳轮体部；与胸腔相应的穴位在耳甲腔；与消化系统相应的穴位在耳轮脚周围；与腹腔相应的穴位在耳甲艇等。耳部既然是全身情况的晴雨表，那么经常按摩耳部，由外表给予一定的刺激，则可通过反映点的联系给予相应部位、相应系统一定刺激，从而达到保健或者治疗疾病的目的。

（3）偏头痛常用耳穴（图 2-155）

① 脑点：位于对耳屏的内侧面。

② 额：位于对耳屏外侧面的前下方。

③ 颞：位于额穴与枕穴连线的中点。

④ 枕：位于对耳屏外侧面的后上方。

⑤ 神门：位于对耳轮上下脚分叉处。

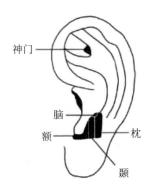

图 2-155　偏头痛常用耳穴

（二）偏头痛常用耳穴按摩法

（1）耳穴按摩法

【部位】全耳。

【方法】以两手掌心依次按摩耳郭腹背两侧至耳郭充血发热为止，再以两手握空拳，以拇指、食指两指沿着外耳轮上下来回按摩直至耳轮充血发热，然后用两手由轻到重提捏耳垂 3～5 分钟（图 2-156）。

（2）耳穴压籽法：指选用质硬而光滑的小粒药物种子或者药丸等贴压耳穴以防治疾病的方法，又叫做压豆法、压丸法，是在耳毫针、埋针治病的基础上产生的一种简易方法。安全、无创、无痛，并且能起到持续刺激的作用，易被患者接受。

【材料】所用材料可因地制宜，药物种子、植物种子、药丸等，凡是表面光滑、质硬无不良反应、适合贴压穴位面积大小的物质均可选用，如王不留行、莱菔子、油菜子、六神丸、绿豆、小米等。

【方法】先在耳郭局部消毒，把材料黏附在 0.5 厘米 ×0.5 厘米大小的胶布中央，然后贴敷于耳穴上，并给予适当按压，使耳郭有发热、胀痛感（即"得气"）。通常每次贴压一侧耳穴，两耳轮流，3 天一换，也可以两耳同时贴压。在耳穴贴压期间，应每日自行按压数次，每次每穴 1 ～ 2 分钟。

【注意事项】使用此法时，应避免胶布潮湿或污染；耳郭局部有炎症、冻疮时不宜贴压；对胶布过敏者，可缩短贴压时间并加压肾上腺、风溪穴；在按压时，切勿揉搓，以免搓破皮肤，造成感染。

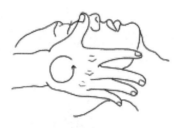

图 2-156　耳穴按摩

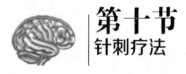

第十节
针刺疗法

（一）针刺疗法简介

针刺（图 2-157）是以中医理论为指导，运用针刺方法防治疾病的一种自然疗法。它是中医的重要组成部分，具有适应证广、操作方便、疗效明显、经济安全等优点。针灸具有独特的经络理论，经络为人体运行气血，联络脏腑，沟通内外。贯穿上下的经络，"内属于府藏，外络于肢节"。经络与脏腑之气在体表输注的特殊部位即腧穴，俗称穴位。

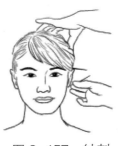

图 2-157　针刺

（1）针刺治疗头痛的作用：针刺治疗头痛有肯定的疗效，针刺治疗头痛的作用主要体现在调和阴阳、扶正祛邪以及疏通经络等方面。

① 调和阴阳：阴阳平衡为机体保持正常生理状态的根本保证，若机体阴阳平衡失调，脏腑功能紊乱，诸如出现肝阳上亢、肝肾阴虚、痰浊上蒙、瘀血阻络、风邪上扰等，均可罹患头痛。针刺治疗头痛的关键，就在于依据辨证结果的不同来调节阴阳的偏盛偏衰，使机体阴阳归于新的平衡，达到"阴平阳秘"，恢复正常生理功能。

② 扶正祛邪：扶正就是扶助正气，增强抗病能力；祛邪即为祛除致病的因素。头痛的发生、发展，通常是正邪相争的过程，针刺能够扶正祛邪，可收到平肝息风、滋阴潜阳、益肾填精、活血通络、解痉止痛、祛风散邪以及疏肝解郁等多种功效，能改善或者消除头部疼痛不适、眩晕以及耳鸣等诸多症状，促使头痛患者顺利康复。大凡针刺补法和艾灸皆有扶正之作用，针刺泻法及放血有祛邪的作用。当然，临证时必须结合腧穴的特殊性来考虑，只有根据病情恰当取穴，才可达到应有的治疗效果。

③ 疏通经络：人体经络"内属于脏腑，外络于肢节"，十二经的分布，阳经在四肢之表，属于六腑，阴经在四肢之里，属于五脏，并利用十五络的联系，沟通表里，组成气血循环的通路，维持人体正常的生理功能。经络和气血及脏腑之间有密切的联系，头痛的发生同气血失和、脏腑失调有关，这些病理特征能够反应在经络上，并可以通过针刺调节经络与脏腑气血的平衡，从而达到缓解头痛患者头痛头晕、耳鸣耳聋、心烦急躁以及神疲乏力等自觉症状，促使头痛患者顺利康复的目的。

（2）针刺治疗头痛常用的穴位：穴位为人体脏腑经络之气输注于体表的部位，

也是针刺、按摩治疗头痛的特定处所。人体的穴位很多，可归纳为十四经穴、经外奇穴、阿是穴以及特殊新穴四类。

常用穴位定位针刺治疗头痛的穴位较多，下面选取临床比较常用者，将其定位方法予以简要介绍（图2-158～图2-162）。

① 头维：位于额角发际直上0.5寸，咬肌粗隆边缘。

② 合谷：位于手背，第一、第二掌骨之间，约平第二掌骨中点处。简便取穴法是以一手的拇指指骨关节横纹放于另一手拇指、食指之间的指蹼缘上，当拇指尖下即是穴位。

③ 解溪：位于足背踝关节横纹的中央，拇长伸肌腱与趾长伸肌腱之间。

④ 率谷：位于耳尖直上，入发际1.5寸。

⑤ 上关：位于颧弓上缘，下关穴（颧弓与下颌切迹之间的凹陷中，合口有孔，张口即闭）直上。

⑥ 至阴：位于足小趾外侧趾甲角旁约0.1寸。

⑦ 攒竹：位于眉头凹陷中。

⑧ 关冲：位于第四指尺侧指甲角旁约0.1寸。

⑨ 列缺：位于桡骨茎突上方，腕横纹上1.5寸。

⑩ 申脉：位于外踝下缘凹陷中。

⑪ 内关：位于腕横纹上2寸，掌长肌腱与桡侧腕屈肌腱之间。

⑫ 神门：位于腕横纹尺侧端，尺侧腕屈肌腱的桡侧凹陷中。

⑬ 心俞：位于背部，第五胸椎棘突下，旁开1.5寸。

⑭ 肝俞：位于背部，第九胸椎棘突下，旁开1.5寸。

⑮ 百会：位于后发际直上7寸。

⑯ 神庭：位于前发际正中直上0.5寸。

⑰ 上星：位于前发际正中直上1寸。

⑱ 印堂：位于两眉头连线的中点。

⑲ 阳白：位于目正视，瞳孔直上，眉上1寸。

⑳ 太阳：位于眉梢与目外眦之间向后约1寸处凹陷中。

㉑ 安眠：位于翳风穴与风池穴连线的中点。

㉒ 风池：位于胸锁乳突肌与斜方肌之间，平风府穴处。

㉓ 风府：位于后发际正中直上1寸。

㉔ 外关：位于腕背横纹上2寸，桡骨与尺骨之间。

㉕ 头窍阴：位于浮白穴（耳根上缘向后入发际横量1寸）下，乳突根部。

㉖ 丝竹空：位于眉梢处凹陷中。

㉗ 瞳子髎：位于目外眦旁0.5寸。

㉘ 足三里：位于犊鼻穴下3寸，胫骨前嵴外一横指处。

㉙ 三阴交：位于内踝上3寸，胫骨内侧面后缘。

㉚ 阴陵泉：位于胫骨内侧髁下缘凹陷中。

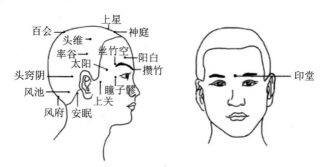

图 2-158 头部穴位示意

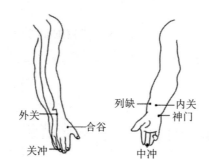

图 2-159 上肢外侧穴位示意　　图 2-160 上肢内侧穴位示意

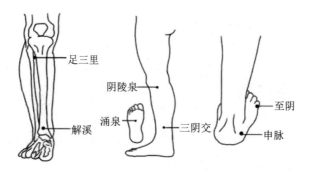

图 2-161 下肢穴位示意

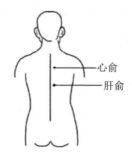

图 2-162　背部穴位示意

（3）针刺治疗头痛选穴的原则：中医认为，头是"诸阳之会""清阳之府"，又是"髓海所居"。凡五脏精华之血，六腑清阳之气均上注于头。头痛主要是"六淫之邪外袭，上犯巅顶，邪气滞留，阻抑清阳"所引起。再加上"内伤诸疾，导致气血逆乱，阻塞经络，脑失所养"等各种致病因素诱发产生。即头是各条阳经和厥阴经交汇点，任何导致气血失调、经络不通、脑功能失调的病因均可诱发头痛。所以，临床上有中医的经络辨证和病因辨证来区别头痛，并以此作为选穴治疗的原则。

治疗时常选阳经的合谷、太阳、风池、印堂等以及原因经的百会、太冲、内关、涌泉等穴，再配合相应的腧穴，即为治疗一般血管性头痛、神经性头痛时常采用的方法。另外，还可根据相应的病因辨证选择进针时的手法，如对肾虚头痛采取补、养；对外感头痛采取疏、泄、化；对瘀血头痛采取活、理等治则。正确选穴加上合理使用手法才能有效地治疗头痛。

（二）治疗头痛常用的针刺方

【取穴】外关、足临泣以及风池（图 2-163）。

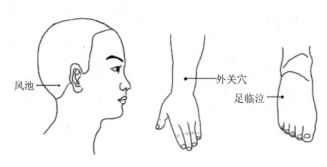

图 2-163　外关、足临泣、风池

【操作】患者取适当的体位，局部常规消毒之后，进行针刺治疗。一般只取患侧穴位，外关、足临泣穴直刺，提插用泻法，风池穴向鼻尖方向刺入，以捻转法平补平泻，针刺得气后，留针 30 分钟，在留针期间行针 2～3 次，每日治疗 1 次，持续疼痛者必要时隔 6 小时再治疗 1 次，以 10 次为一个疗程，疗程间休息 2 日，可治疗 1～3 个疗程。

【适应证】偏头痛。

★方二

【取穴】丝竹空、率谷、合谷、列缺、足临泣、太阳、头维、风池（图 2-164）。属于外风型者，配曲池；肝胆湿热者，配四神聪、行间；肝木乘土者，配足三里及气海（图 2-165）。

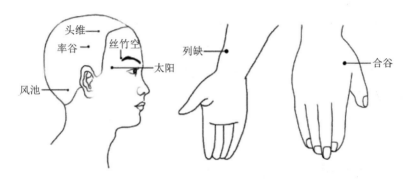

图 2-164　主穴示意

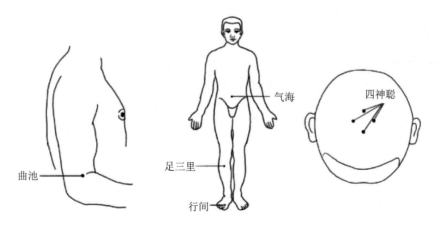

图 2-165　配穴示意

【操作】患者取适当的体位，局部常规消毒之后，用平补平泻手法进行针刺治疗。一般只取患侧穴位，针刺得气之后，留针 30 分钟，每日或隔日治疗 1 次。

【适应证】偏头痛。

★方三

【取穴】百会、通天、行间以及阿是穴（图2-166）。

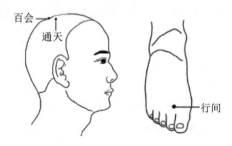

图 2-166　百会、通天、行间

【操作】患者取适当的体位，局部常规消毒之后，用平补平泻手法进行针刺治疗。针刺得气后，留针20～30分钟，在留针期间行针2～3次，每日治疗1次。

【适应证】风袭经络之头痛以巅顶部疼痛为重者。

★方四

【取穴】双侧太冲、患侧外关以及阿是穴。呕吐者加双侧内关。

【操作】患者闭目仰卧于床上，局部常规消毒后，进行针刺治疗。一般先用速刺法把针刺入双太冲穴，针尖指向足心，强刺激1分钟，使患者出现明显的酸、麻、胀感，针感越强越好，然后针刺其他穴位，除太冲穴外，都用中等刺激，针刺得气之后，留针30分钟，留针期间行针2～3次，每日治疗1次，以10次为一个疗程。

【适应证】偏头痛。

★方五

【取穴】后顶、天柱、昆仑以及阿是穴（图2-167）。

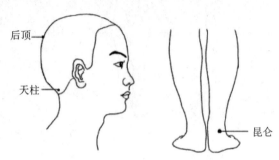

图 2-167　后顶、天柱、昆仑

【操作】患者取适当的体位，局部常规消毒之后，以平补平泻手法进行针刺治疗。针刺得气后，留针 20 ～ 30 分钟，于留针期间行针 2 ～ 3 次，每日治疗 1 次。

【适应证】风袭经络之头痛以后头部疼痛为重者。

★方六

【取穴】百会、气海、肝俞、脾俞、肾俞、合谷以及足三里（图 2-168）。

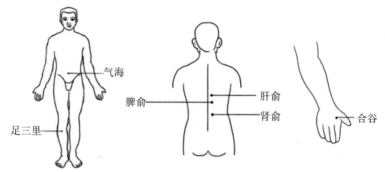

图 2-168　百会、气海、肝俞、脾俞、肾俞、合谷、足三里

【操作】患者取适当的体位，局部常规消毒之后，用提插捻转之补法进行针刺治疗。针刺得气之后，留针 20 ～ 30 分钟，留针期间行针 2 ～ 3 次，每日或隔日治疗 1 次，以 15 次为一个疗程。

【适应证】气血不足之头痛。

★方七

【取穴】百会、率谷、印堂、攒竹、鱼腰、列缺、风池、合谷（图 2-169）。

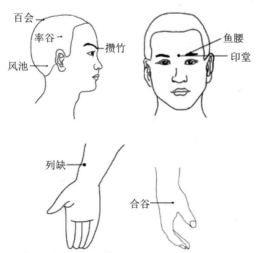

图 2-169　百会、率谷、印堂、攒竹、鱼腰、风池、列缺、合谷

【操作】患者选择适当的体位，局部常规消毒后，进行针刺治疗。患者先取坐位，用快针法针刺风池穴，并用手法使风池穴处的针感向四周散开，得气之后继续行针 30 分钟起针；之后患者取仰卧位，选取百会、率谷、印堂、攒竹、鱼腰、列缺以及合谷穴，依次进行针刺治疗。针刺得气之后留针 30 分钟，留针期间以平补平泻手法对各穴行针 2～3 次。每日治疗 1 次，以 10 次为一个疗程。

【适应证】各种原因导致的头痛，对前头痛伴有眉棱骨痛的患者疗效较好。

★方八

【取穴】上星、头维、合谷、阿是穴（图 2-170）。

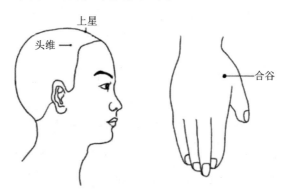

图 2-170　上星、头维、合谷

【操作】患者取适当的体位，局部常规消毒之后，以平补平泻手法进行针刺治疗。针刺得气后，留针 20～30 分钟，于留针期间行针 2～3 次，每日治疗 1 次。

【适应证】风袭经络之头痛以前头部疼痛为重者。

★方九

【取穴】太阳、风池、上星、头维、百会、合谷（图 2-171）。

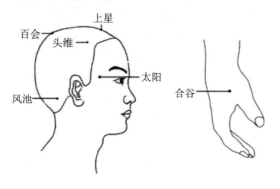

图 2-171　太阳、风池、上星、头维、合谷、百会

【操作】患者选择适当的体位，局部常规消毒后，进行针刺治疗。先针百会穴，针刺得气后留针 10～20 分钟；再对太阳、风池、上星、头维、合谷穴依次进行针刺，针刺得气后留针 30 分钟，留针期间用平补平泻手法对太阳、风池、上星、头维以及百会穴行针 1～2 次，对合谷穴用强刺激泻法行针 2～3 次。每日治疗 1 次，以 10 次为一个疗程。

【适应证】各种原因引起的头痛，对头痛伴失眠者疗效非常好。

★方十

【取穴】主穴取风府、风池（双侧）。偏头痛者，加率谷、阳陵泉；前额痛者，加攒竹、合谷；后头痛者，加天柱、后溪；巅顶痛者，加百会、太冲（图 2-172）。

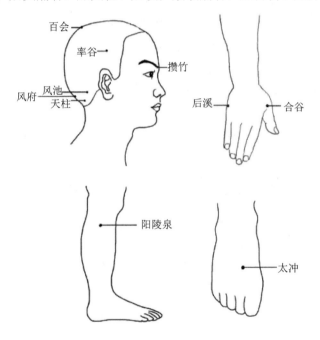

图 2-172 穴位示意

【操作】患者取适当的体位，局部常规消毒之后，进行针刺治疗。通常主穴采用捻转泻法，配穴用平补平泻手法，针刺得气后，留针 30 分钟左右，于留针期间行针 2～3 次，每日治疗 1 次，以 10 次为一个疗程。

【适应证】神经性头痛。

★方十一

【取穴】风池（双侧）、百会、四神聪、头维（双侧）、率谷（双侧）以及阿是穴（数个）（图 2-173）。

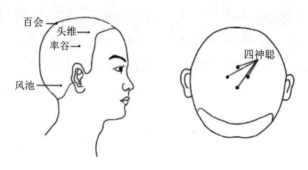

图 2-173　风池（双侧）、百会、四神聪、头维（双侧）、率谷（双侧）

【操作】患者取坐位，局部常规消毒之后，进行针刺治疗。一般用毫针平刺上述除风池以外的所有穴位，深度为避开血管越深越好，风池穴以毫针向内上方斜刺，留针 30 分钟，其间每隔 5 分钟把所用穴位以每分钟 200 次的速度捻针 1 次，每日治疗 1 次，以 10 次为一个疗程。

【适应证】神经性头痛。

★方十二

【取穴】风池、百会、悬颅、侠溪、行间（图 2-174）。

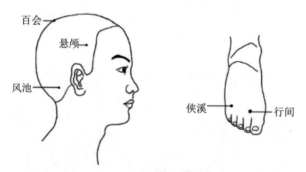

图 2-174　风池、百会、悬颅、侠溪、行间

【操作】患者取适当的体位，局部常规消毒之后，以提插捻转之泻法进行针刺治疗。针刺得气后，留针 20 ～ 30 分钟，留针期间行针 2 ～ 3 次，每日或者隔日治疗 1 次，以 10 次为一个疗程。

【适应证】肝阳上亢之头痛。

★方十三

【取穴】风池、百会、太阳、率谷、攒竹、阳白、天柱、合谷、中渚、太冲、后溪、足临泣、束骨、解溪（图 2-175）。

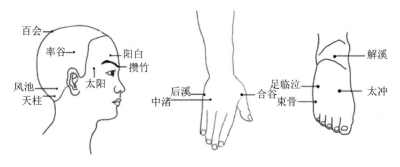

图 2-175　穴位示意

【操作】患者取适当的体位，局部常规消毒后，进行针刺治疗。通常均可先取风池穴，使针感扩散至颞额部，若不缓解者，头顶痛可加百会、太冲；前额痛者，加阳白透攒竹、合谷、解溪；颞部痛者，加太阳透率谷、中渚、足临泣；枕部痛者，加天柱、后溪、束骨。以捻转之平补平泻手法为主，先以小幅度提插，找到感应后再做持续运针，根据头痛的程度，针刺得气后可留针 20 ～ 30 分钟，于留针期间行针 2 ～ 3 次，每日治疗 1 次。

【适应证】头痛。

★方十四

【取穴】主穴取风池。太阳经头痛，加天柱、完骨；少阳经头痛，加太阳、头维、足临泣；阳明经头痛，加印堂、攒竹、内庭；厥阴经头痛，加百会、四神聪、太冲（图 2-176）。

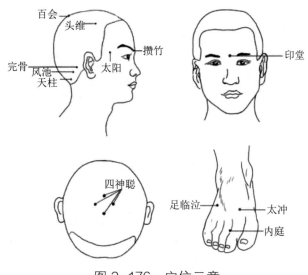

图 2-176　穴位示意

【操作】患者取适当的体位，局部常规消毒之后，进行针刺治疗。以上穴位在头痛急性期针刺用泻法，在缓解期用平补平泻手法，针刺得气之后，留针20～30分钟，留针期间行针2～3次，每日治疗1次，以7次为一个疗程。

【适应证】紧张性头痛。

★方十五

【取穴】解溪、安眠、太冲、涌泉（图2-177）。

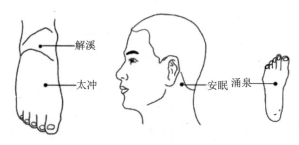

图2-177　解溪、安眠、太冲、涌泉

【操作】患者选择适当的体位，局部常规消毒后，进行针刺治疗。针刺得气后，留针20～30分钟，留针期间用泻法对各穴行针2～3次，每日治疗1次，以10次为一个疗程。

【适应证】头痛、心烦失眠，特别适宜于精神长期高度紧张所致者。

★方十六

【取穴】行间、神门、风池、太冲、足窍阴。耳鸣者，加翳风、中渚（图2-178）。

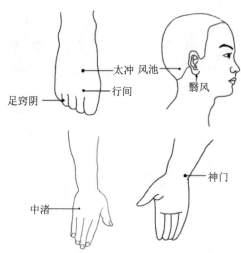

图2-178　行间、风池、神门、太冲、足窍阴、翳风、中渚

【操作】患者选择适当的体位，局部常规消毒之后，进行针刺治疗。针刺得气后，留针 20 ～ 30 分钟，留针期间用泻法对各穴行针 2 ～ 3 次，每日治疗 1 次，以 10 次为一个疗程。

【适应证】肝火内扰所致之头痛、失眠。

★方十七

【取穴】曲池、内关、郄门、阴郄、三阴交、足三里、行间（图 2-179）。

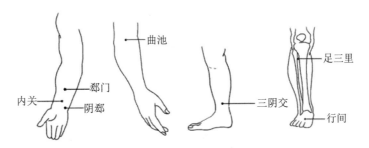

图 2-179　曲池、内关、郄门、阴郄、足三里、三阴交、行间

【操作】患者选择适当的体位，局部常规消毒后，用泻法或平补平泻法进行针刺治疗。针刺得气后，留针 20 ～ 30 分钟，留针期间行针 2 ～ 3 次，每日或者隔日治疗 1 次，以 15 次为一个疗程。

【适应证】瘀血阻络所引起的头痛。

★方十八

【取穴】太冲、行间、曲池、神门、太溪、厉兑、阴陵泉（图 2-180）。

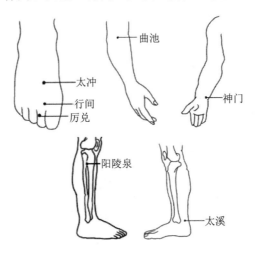

图 2-180　太冲、行间、曲池、神门、厉兑、太溪、阴陵泉

【操作】患者选择适当的体位，局部常规消毒后，进行针刺治疗。针刺得气后，留针 20～30 分钟，留针期间用泻法对各穴行针 2～3 次，每日治疗 1 次，以 7～10 次为一个疗程。

【适应证】肝郁化火引起的头痛、失眠。

★方十九

【取穴】百会、风池、曲池、太冲、三阴交、行间、太溪（图 2-181）。

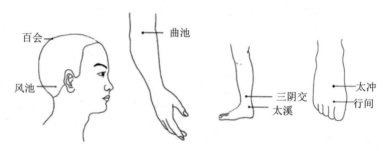

图 2-181　百会、风池、曲池、太冲、行间、三阴交、太溪

【操作】患者选择适当的体位，局部常规消毒后，进行针刺治疗。三阴交、太溪穴用补法；其余穴位用泻法。针刺得气之后，留针 20 分钟，留针期间行针 2～3 次，每日治疗 1 次，以 15 次为一个疗程。

【适应证】阴虚阳亢引起的头痛头晕、耳鸣以及心烦失眠。

★方二十

【取穴】百会、风池、阳陵泉、曲池、太冲、行间（图 2-182）。

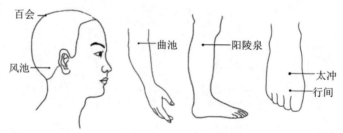

图 2-182　百会、风池、曲池、阳陵泉、太冲、行间

【操作】患者取适当的体位，局部常规消毒之后，用提插捻转之泻法进行针刺治疗。针刺得气后，留针 20～30 分钟，留针期间行针 2～3 次，每日或隔日治疗 1 次，以 15 次为一个疗程。

【适应证】肝阳上亢所引起的头痛、头胀。

★**方二十一**

【取穴】太阳、百会、鱼腰、睛明、印堂、承泣、合谷（图2-183）。

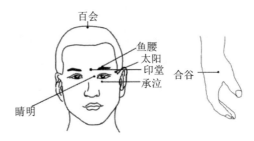

图 2-183 太阳、百会、鱼腰、睛明、承泣、印堂、合谷

【操作】患者选择适当的体位，局部常规消毒后，进行针刺治疗。先针百合穴，针刺得气后留针，再针睛明穴，此时应注意嘱患者闭眼，医者以一手将患者的眼球向外侧推并持续固定不松手，另一手持针沿眼内眦贴近鼻根骨处直刺 0.3 ～ 0.5寸，得气后便起针，若不得气也不必强求，针刺睛明穴时不得运以提插捻转等手法。最后依次针刺印堂、太阳、鱼腰、承泣以及合谷各穴，得气后留针 20 ～ 30 分钟，留针期间用泻法对各穴行针 1 ～ 2 次，每日治疗 1 次，以 10 次为一个疗程。

【适应证】各种头痛，特别适宜于头痛先从眉棱骨开始，或者头痛以眼眶周围及眉棱骨处疼痛为重者。

★**方二十二**

【取穴】心俞、肾俞、太溪、命门、三阴交、关元、太阳、风池、百会（图2-184）。

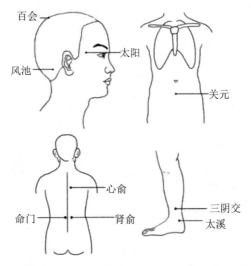

图 2-184 心俞、肾俞、太溪、命门、关元、三阴交、太阳、风池、百会

【操作】患者选择适当的体位，局部常规消毒后，进行针刺治疗。针刺得气后，留针 30 分钟左右，留针期间用补法对各穴行针 1 ～ 2 次，每日治疗 1 次，以 15 次为一个疗程。

【适应证】肾虚头痛，适宜于各种慢性头痛，症见头痛如空，腰膝酸软，每兼眩晕，神疲乏力，耳鸣少寐，遗精带下，舌红少苔，脉细无力等。

⬛★方二十三

【取穴】太阳、风池、百会、内关、中脘、丰隆、解溪（图 2-185）。

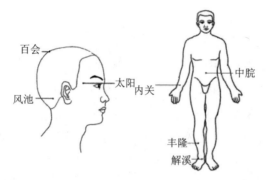

图 2-185　太阳、风池、百会、中脘、内关、丰隆、解溪

【操作】患者选择适当的体位，局部常规消毒后，进行针刺治疗。针刺得气后，留针 30 分钟左右，留针期间用泻法对各穴行针 1 ～ 2 次，每日治疗 1 次，以 15 次为一个疗程。

【适应证】痰湿头痛，适宜于神经精神性头痛、癫痫头痛及其他头痛久治不愈者。

⬛★方二十四

【取穴】风池、百会、合谷、气海、足三里、行间、涌泉（图 2-186）。

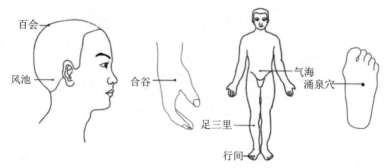

图 2-186　风池、百会、合谷、气海、行间、足三里、涌泉

【操作】患者选择适当的体位，局部常规消毒后，用平补平泻手法进行针刺治疗。针刺得气后，留针 20 ～ 30 分钟，留针期间行针 2 ～ 3 次，每日或者隔日治疗 1 次，以 15 次为一个疗程。

【适应证】肝阳上亢之头痛，适宜于高血压病、脑血管病后遗症以及神经性头痛。

★方二十五

【取穴】太阳、风池、百会、支沟、阳陵泉、足三里、太冲、期门（图 2-187）。

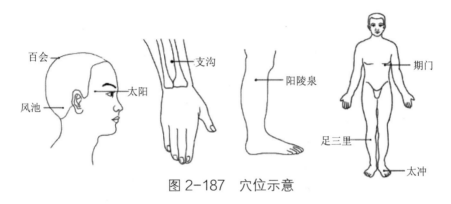

图 2-187 穴位示意

【操作】患者选择适当的体位，局部常规消毒后，进行针刺治疗。针刺得气后，留针 30 分钟左右，留针期间用泻法对各穴行针 1 ～ 2 次，每日治疗 1 次，以 10 次为一个疗程。

【适应证】血瘀头痛。适宜于脑部外伤后头痛、中风后遗症头痛、脑震荡头痛及其他类型的头痛，临床表现以头部刺痛为主的患者。

★方二十六

【取穴】百会、气海、肝俞、脾俞、足三里、合谷、血海（图 2-188）。

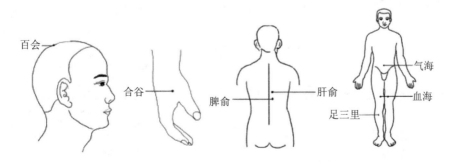

图 2-188 百会、气海、肝俞、脾俞、合谷、足三里、血海

【操作】患者选择适当的体位，局部常规消毒后，用平补平泻手法进行针刺治疗。针刺得气后，留针 20 ～ 30 分钟，每日或者隔日治疗 1 次，以 15 次为一个疗程。

【适应证】气虚及 / 或血虚头痛，适用于年老体弱患者，妇女产后、更年期以及各种慢性病有头痛症状者。

★方二十七

【取穴】百会、列缺、通天、太冲、行间、至阴、后溪（图 2-189）。

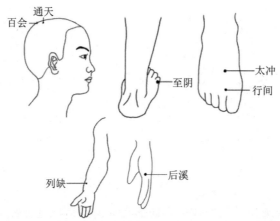

图 2-189　百会、列缺、通天、行间、太冲、至阴、后溪

【操作】患者选择适当的体位，局部常规消毒后，进行针刺治疗。针刺得气后，留针 30 分钟，留针期间用平补平泻手法对各穴行针 1 ～ 2 次，每日治疗 1 次，以 10 次为一个疗程。

【适应证】各种原因导致的头痛，头痛部位以头顶疼痛为主者。

★方二十八

【取穴】太阳、列缺、曲池、合谷、外关、大椎、印堂（图 2-190）。

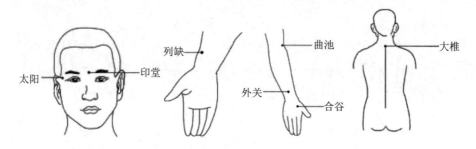

图 2-190　太阳、列缺、曲池、合谷、大椎、外关、印堂

【操作】患者选择适当的体位，局部常规消毒后，进行针刺治疗。针刺得气后，留针 20 分钟，留针期间用泻法对各穴行针 1～2 次，每日治疗 1 次，以 3～5 次为一个疗程。

【适应证】风热头痛。

★方二十九

【取穴】百会、四神聪、太阳、列缺、内关、涌泉（图 2-191）。

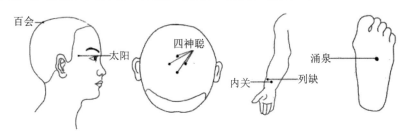

图 2-191　百会、四神聪、太阳、内关、列缺、涌泉

【操作】患者选择适当的体位，局部常规消毒后，按百会、四神聪、太阳、内关、列缺、涌泉穴的顺序进行针刺治疗。针刺得气之后，留针 30 分钟，留针期间用平补平泻手法对各穴行针 2～3 次，每日治疗 1 次，以 10 次为一个疗程。

【适应证】各种原因引起的头顶部疼痛。

★方三十

【取穴】太阳、列缺、风门、风池、印堂、合谷、曲池。兼有发热者，加大椎（图 2-192）。

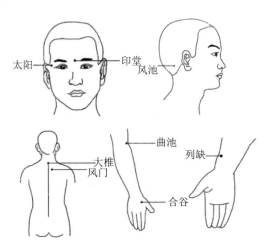

图 2-192　太阳、列缺、风门、风池、合谷、印堂、曲池、大椎

【操作】患者选择适当的体位，局部常规消毒后，进行针刺治疗。针刺得气后，留针 20 分钟，留针期间用泻法对各穴行针 1～2 次，每日治疗 1 次，以 3～5 次为一个疗程。

【适应证】风寒头痛。

★方三十一

【取穴】印堂、太阳、合谷、足三里、列缺（图 2-193）、阿是穴。

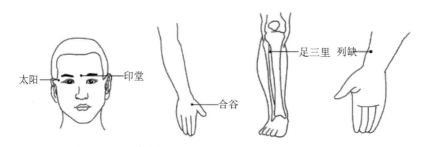

图 2-193　印堂、合谷、足三里、太阳、列缺

【操作】患者选择适当的体位，局部常规消毒后，进行针刺治疗。针刺得气后，留针 30 分钟以上，留针期间用平补平泻手法对各穴行针 2～3 次，每日治疗 1 次，以 10 次为一个疗程。

【适应证】各种头痛。

★方三十二

【取穴】太阳、风池、百会、率谷、列缺、囟会、头维、外关、足临泣（图 2-194）。

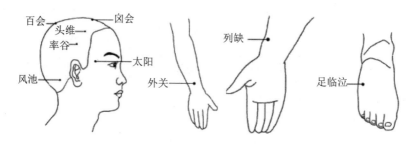

图 2-194　太阳、风池、百会、率谷、列缺、囟会、头维、外关、足临泣

【操作】患者选择适当的体位，局部常规消毒后，进行针刺治疗。针刺得气后，留针 30 分钟以上，留针期间用平补平泻手法对各穴行针 2～3 次，每日治疗 1 次，以 10 次为一个疗程。

【适应证】偏头痛。

★方三十三

【取穴】风池、百会、天柱、后顶、昆仑、后溪、申脉（图2-195）。

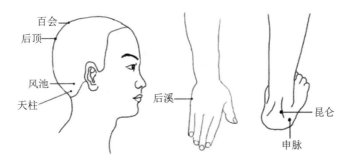

图 2-195　风池、百会、后顶、天柱、昆仑、后溪、申脉

【操作】患者选择俯卧位，局部常规消毒后，进行针刺治疗。针刺得气后，留针 20 ～ 30 分钟，留针期间用平补平泻手法对百会、后顶、天柱、昆仑、后溪以及申脉穴行针 1 ～ 2 次，用泻法对风池穴强刺激行针 2 ～ 3 次，每日治疗 1 次，以 10 次为一个疗程。

【适应证】各种原因导致的后头部或头枕部疼痛。

★方三十四

【取穴】头顶穴（在中指桡侧，掌面近端指关节横纹赤白肉际处）、四神聪（图2-196）。

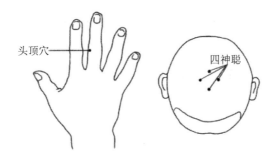

图 2-196　头顶穴、四神聪

【操作】患者选择仰卧位，局部常规消毒后，进行针刺治疗。先刺四神聪穴，再直刺手穴之头顶点 0.4 ～ 0.8 寸，得气后留针 30 分钟，留针期间以平补平泻手法对头顶点行针 1 ～ 2 次，每日针刺 1 次，以 5 次为一个疗程。

【适应证】头痛，以头顶部疼痛为主者。

★方三十五

【取穴】太阳、风池、百会、率谷、列缺、囟会。眉棱骨痛者，加用解溪、攒竹、外关；偏头痛者，加用悬颅、足窍阴；失眠者，加用安眠（图2-197）。

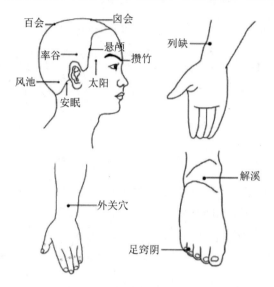

图 2-197　穴位示意

【操作】患者选择坐位，局部常规消毒后，进行针刺治疗。针刺得气后，留针30分钟，留针期间用平补平泻手法对太阳、百会、率谷、列缺以及囟会穴行针1～2次，用泻法对风池穴强刺激行针2～3次，每日治疗1次，以15次为一个疗程。

【适应证】各种原因导致的头痛。

★方三十六

【取穴】前头穴（在食指桡侧，掌面近端指关节横纹赤白肉际处）、印堂（图2-198）。

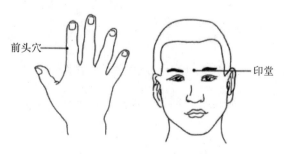

图 2-198　前头穴、印堂

【操作】患者选择仰卧位，局部常规消毒后，进行针刺治疗。先斜刺印堂穴，再直刺前头穴，得气之后留针 30 分钟，留针期间用泻法对前头穴行针 1～2 次，每日针刺 1 次，以 5 次为一个疗程。

【适应证】头痛，以前额以及眼眶部疼痛为主者。

★方三十七

【取穴】太阳、风池、百会、印堂、头维、上星、合谷（图 2-199）。

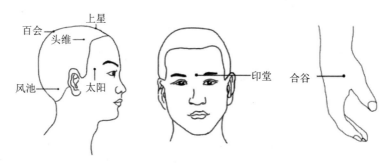

图 2-199 太阳、风池、百会、印堂、上星、头维、合谷

【操作】患者选择适当的体位，局部常规消毒之后，进行针刺治疗。患者先取坐位，用快针法针刺风池穴，并用手法使风池穴处的针感向四周散开，得气之后继续行针 30 分钟起针；之后患者取仰卧位，选取百会、太阳、印堂、上星、头维以及合谷穴，依次进行针刺治疗。针刺得气后留针 30 分钟，留针期间以平补平泻手法对各穴行针 1～2 次，每日治疗 1 次，以 15 次为一个疗程。

【适应证】各种原因导致的头痛，对前头痛和前额痛的患者疗效较好。

★方三十八

【取穴】攒竹、上星（图 2-200）。

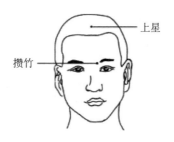

图 2-200 攒竹、上星

【操作】患者选择仰卧位，局部常规消毒后，进行针刺治疗。用左手拇指和

食指捏紧针刺之穴位处，右手持三棱针迅速刺入攒竹及上星穴半分左右，立即退出针，然后捏挤局部，使之出血 2～3 滴，每次点刺一侧穴位，两侧交替针刺。

【适应证】头痛。

★方三十九

【取穴】后头穴（在小指尺侧，掌面近端指关节横纹赤白肉际处）、风池（图 2-201）。

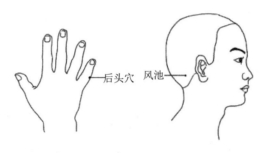

图 2-201　后头穴、风池

【操作】患者选择俯卧位，局部常规消毒后，进行针刺治疗。先刺风池穴，再直刺后头穴，得气后留针 30 分钟，留针期间以平补平泻手法对后头穴和风池穴行针 1～2 次，每日针刺 1 次，以 5 次为一个疗程。

【适应证】头痛，以头枕部疼痛为主者。

（三）针刺疗法的注意事项

为了确保针刺疗法治疗头痛安全有效，避免不良反应发生，在应用针刺疗法治疗头痛时，应注意以下几点。

（1）严格消毒：采用针刺疗法治疗头痛，应注意对所用的针具、施术者的双手以及施针处皮肤进行常规消毒，以预防交叉感染及局部感染的发生（图 2-202）。

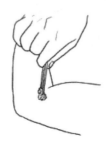

图 2-202　皮肤消毒

（2）针刺的禁忌证：要注意针刺治疗的适应证，防止有禁忌证的头痛患者进行针刺治疗。患有出血性疾病、贫血者，局部皮肤有溃疡、感染、冻伤者，以及体质虚弱、过于饥饿、精神高度紧张者等，都不宜进行针刺治疗。

（3）恰当选用针刺穴位：以中医基本理论为指导，依据头痛患者具体情况的不同，结合穴位的功用主治，适当选用针刺治疗的穴位，穴位的选取宜少而精。

（4）掌握正确针刺方法：要掌握正确的针刺方法，严格根据操作规程针刺，针刺的角度、方向以及深度要正确，对风池、风府、哑门等接近延髓等重要部位的穴位，以及胸背部穴位尤应注意，防止意外情况发生。

（5）检查针具：针灸前应注意检查针具，严防使用不合格的针具进行针刺治疗。进针时体外应留有适当的针体，以防针体折断。针刺治疗时应注意选择合适的体位，以有利于正确取穴和施术，并注意防止晕针、滞针以及弯针等现象发生。

（6）预防晕针：应注意预防晕针发生，不要在饥饿、劳累以及精神紧张时针刺，一旦出现晕针现象，应立即使患者平卧，进行相应的处理。

（7）其他疗法：针刺治疗头痛的作用有限，临床应注意同药物治疗、饮食调养以及情志调节等其他治疗调养方法配合应用，以发挥综合治疗的优势，使临床疗效提高。

第十一节
耳穴疗法

（一）耳穴疗法的操作方法及注意事项

（1）耳穴疗法的操作方法

① 耳穴治疗操作方法：熟练掌握耳穴治疗的操作方法，为运用耳穴疗法治疗头痛、提高临床疗效的最为关键一环。耳穴治疗操作包括寻找耳穴、常规消毒、针刺方法以及留针出针等。

a. 寻找耳穴：按照病情的需要确定耳穴处方，在选用的穴区内寻找反应点（耳穴）。寻找的方法，可用探针、火柴头、针柄按压，其有压痛部位即为所要找的耳穴。也可用测定耳郭皮肤电阻（耳穴探测仪）的方法，皮肤电阻降低，导电量明显增高者就是所要针刺的耳穴。

b. 常规消毒：在进行耳针治疗之前，应对耳部皮肤、所有治疗用具以及施术者的双手进行常规消毒，以防止交叉感染及耳部感染发生。可用 75% 酒精消毒，也可用碘伏等消毒。

c. 针刺方法：依据需要选用 0.5 寸短柄毫针进行针刺，进针时以左手固定耳部，右手进针。进针深度以穿破软骨但不透过对侧皮肤为度。多数患者针刺之后局部有疼痛或热胀感，亦有少数人有酸、重感受，甚至有特殊之凉、麻以及热等感觉沿着经络放射传导，通常有这些感觉者疗效较好。除用短毫针针刺治疗之外，也可以结合应用电针或用特定之图钉形揿针进行埋针治疗。

d. 留针出针：毫针通常留针 20～30 分钟，留针期间可间断捻针。出针后用消毒干棉球压迫针孔，避免出血，并注意再涂酒精或碘伏消毒，以预防感染。

e. 针刺疗程：通常每日或隔日治疗 1 次，连续治疗 7～10 次为一个疗程，然后休息数日，之后再进行下一个疗程。

② 耳压治疗操作方法：采用耳压疗法治疗头痛，应正确掌握其具体操作方法，耳压治疗包括选取压料、贴前准备以及将压料贴在耳穴上 3 个步骤。

a. 选取压料：在进行耳穴贴压之前，应先选取好耳穴贴压的材料。耳穴贴压的材料包括压穴材料，75% 酒精或者碘伏棉球，消毒干棉球，无钩镊，胶布，探棒，贴穴板等。常用的压穴材料有王不留行、白芥子、菟丝子、决明子、磁珠等，临床上可依据具体情况选择应用。

b. 贴前准备：首先选好压穴的材料，如果选用的是植物种子，应先洗净晒干后，置于瓶中备用。用时把植物种子或药丸置于贴穴板各小方格中央凹陷内，平盖上胶布贴紧，再用刀片沿格间沟把胶布切割成 0.5 厘米 ×0.5 厘米的小方块备用。也可直接把压丸放在剪好的长 0.5～0.8 厘米大小的小方块胶布的正中央。

c. 操作方法：先用 75% 酒精或者碘伏棉球擦洗耳郭以消毒，再用消毒棉球擦干，继而在耳郭前面、背面，由上而下全面按揉 3～5 次（注意操作者的双手也应消毒），以疏通耳郭腧穴经气。接着寻找出所需要的耳穴，寻找的方法可用探棒、火柴头以及针柄按压，也可用耳穴探测仪检测。穴位选好之后，用小镊子夹起粘有压丸的胶布，贴在选定的耳穴处，四周粘紧，也可以在耳郭背部相应部位对贴。每次贴压保留 3～7 日，贴压期间每日按压 3～5 次，每次按压 3～5 分钟，每次每穴按压 10～15 下，在按压时以出现局部酸、胀、麻、痛感为宜。

（2）耳穴疗法的注意事项：为了确保耳穴疗法治疗头痛安全有效，避免不良反应发生，在应用耳穴疗法治疗头痛时，应注意下列几点。

① 常规消毒：在进行耳针及耳压治疗时，应对耳郭皮肤、所用治疗针具、压料以及施术者的双手进行常规消毒，以防止交叉感染及耳部感染的发生。如耳部出现感染者，应及时进行对症处理。

② 选取耳部穴位：应用耳针及耳压疗法治疗头痛时，要结合耳穴的功能及主治病证等，选择适当的耳穴进行针刺或者贴压治疗。在确定耳穴处方后，可用探棒、火柴头以及针柄等，在选用的穴区内寻找反应点（压痛点）。

③ 耳穴治疗禁忌：耳针耳压疗法安全有效，并没有绝对禁忌证，但对过度疲劳、衰弱，极度紧张、敏感，老年体弱者等，禁用耳针及耳压疗法。耳部有炎症及冬季有冻疮者，均不宜采用耳针、耳压疗法。对于胶布、麝香止痛膏等贴用材料过敏者，也不宜用耳针、耳压疗法。

④ 定时刺激：应用耳压疗法治疗者，于贴压耳穴期间应每日定时按压耳穴，要求手法轻柔、适度，节律均匀，按压后以有酸、麻、痛、胀、灼热的感觉为宜，严防手法力度过重损伤耳部皮肤。

⑤ 防止晕针：耳针疗法虽然刺激比较轻，但也可发生晕针，所以应注意晕针的预防和处理。初次接受耳针治疗及精神紧张者，应先消除顾虑，做好思想工作，正确选择舒适持久的体位（尽可能采取卧位），取穴不宜太多，手法不宜过重，过度疲劳、饥饿者不予针刺，一旦出现晕针，应及早进行处理。

⑥ 配合其他疗法：耳针、耳压疗法治疗头痛的作用有限，一般作为一种辅助手段与其他治疗调养方法配合应用，临床应注意与药物治疗、饮食调理以及起居调摄等治疗调养方法相配合，以发挥综合治疗的优势，使临床疗效提高。

（二）治疗头痛常用的耳针耳压方

（1）常用耳针方（常用耳穴如图 2-203 所示）

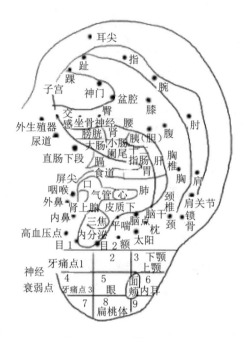

图 2-203 常用耳穴

★疗法一

【取穴】神门、内分泌、枕、颈、脑。

【操作】根据常用耳穴示意图，找到所选取的耳穴内分泌、神门、枕、颈、脑的位置，常规消毒后，以左手固定耳郭，右手持 0.5 寸短柄毫针进行针刺，深度以穿破软骨但不透过对侧皮肤为度，针刺得气之后留针 10 ～ 30 分钟。每日针刺 1 次，每周治疗 5 次，两耳穴位轮换针刺，以 10 次为一个疗程。

【适应证】神经衰弱以头痛头晕、心烦失眠为主要表现者。

★疗法二

【取穴】皮质下、额、枕。

【操作】根据常用耳穴示意图，找到所选取的耳穴皮质下、额、枕的位置，常规消毒之后，以左手固定耳郭，右手持 0.5 寸短柄毫针进行针刺，深度以穿破软骨但不透过对侧皮肤为度，针刺得气之后留针 10 ～ 30 分钟。若为头痛顽固者，也可采用埋针法埋针 1 ～ 7 天。

【适应证】头痛。

★疗法三

【取穴】额、枕、皮质下、神门。

【操作】根据常用耳穴示意图，找到所选取的耳穴额、枕、皮质下以及神门的位置，常规消毒后，以左手固定耳郭，右手持 0.5 寸短柄毫针进行针刺，深度以穿破软骨但不透过对侧皮肤为度，针刺得气之后留针 20～30 分钟，留针期间间隔 5 分钟行针 1 次。若为头痛顽固者，可配合耳背静脉放血法。

【适应证】头痛。

★疗法四

【取穴】肝、胆、神门、心、脑点。

【操作】根据常用耳穴示意图，找到所选取的耳穴肝、胆、神门、心以及脑点的位置，常规消毒后，以左手固定耳郭，右手持 0.5 寸短柄毫针进行针刺，深度以穿破软骨但是不透过对侧皮肤为度，针刺得气之后留针 10～30 分钟。每日针刺 1 次，每周治疗 5 次，两耳穴位轮换针刺，以 10 次为一个疗程。

【适应证】肝火上扰导致的头痛、头胀、眩晕、失眠。

★疗法五

【取穴】耳尖、神门、肺、上屏尖、下屏尖、皮质下。

【操作】根据常用耳穴示意图，找到所选取的耳穴耳尖、肺、神门、上屏尖、下屏尖、皮质下的位置，常规消毒后，以左手固定耳郭，右手持 0.5 寸短柄毫针进行针刺，深度以穿破软骨但是不透过对侧皮肤为度，针刺得气后留针 20～30 分钟。每日针刺 1 次，每周治疗 5 次，两耳穴位轮换针刺，以 10 次为一个疗程。

【适应证】外感（风寒、风热、风湿）导致的急、慢性头痛。

★疗法六

【取穴】肾、心、内分泌、神门、肝阳、上耳背。

【操作】根据常用耳穴示意图，找到所选取的耳穴肾、心、内分泌、神门、肝阳以及上耳背的位置，常规消毒之后，以左手固定耳郭，右手持 0.5 寸短柄毫针进行针刺，深度以穿破软骨但是不透过对侧皮肤为度，针刺得气后留针 10～30 分钟。每日针刺 1 次，每周治疗 5 次，两耳穴位轮换针刺，以 10 次为一个疗程。

【适应证】肝火上扰所致的头晕、头痛、头胀。

★疗法七

【取穴】内分泌、交感、神门、颞、面颊区。

【操作】根据常用耳穴示意图，找到所选取的耳穴内分泌、交感、神门、颞以及面颊区的位置，常规消毒后，以左手固定耳郭，右手持 0.5 寸短柄毫针进行针刺，深度以穿破软骨但是不透过对侧皮肤为度，针刺得气后留针 30 分钟。每日针刺 1 次，每周治疗 5 次，两耳穴位轮换针刺，以 10 次为一个疗程。

【适应证】偏头痛。

★疗法八

【取穴】神门、内分泌、颈、枕、颈椎、交感。

【操作】根据常用耳穴示意图，找到所选取的耳穴神门、内分泌、颈、枕、颈椎以及交感的位置，常规消毒后，以左手固定耳郭，右手持 0.5 寸短柄毫针进行针刺，深度以穿破软骨但是不透过对侧皮肤为度，针刺得气后留针 30 分钟。每日针刺 1 次，每周治疗 5 次，两耳穴位轮换针刺，以 10 次为一个疗程。

【适应证】颈椎病导致的头痛。

★疗法九

【取穴】肝、心、脾、皮质下。

【操作】根据常用耳穴示意图，找到所选取的耳穴肝、心、脾以及皮质下的位置，常规消毒后，以左手固定耳郭，右手持 0.5 寸短柄毫针进行针刺，深度以穿破软骨但不透过对侧皮肤为度，针刺得气之后留针 10～30 分钟。每日针刺 1 次，每周治疗 5 次，两耳穴位轮换针刺，以 10 次为一个疗程。

【适应证】神经衰弱以头晕头痛及心烦失眠为主要表现者。

★疗法十

【取穴】心、肝、头痛、降压点、降压沟、神门、肾、胆、失眠、交感、耳尖。

【操作】根据常用耳穴示意图，找到所选取的耳穴心、肝、头痛、降压点、降压沟、神门、肾、胆、交感、失眠以及耳尖的位置，常规消毒后，左手固定耳郭，右手持 0.5 寸短柄毫针，以中等刺激量进行针刺（其中降压沟、耳尖点刺放血），深度以穿破软骨但不透过对侧皮肤为度，针刺得气后留针 20～30 分钟。一般隔日针刺 1 次，两耳穴位轮换针刺，10 次为一个疗程。

【适应证】阴虚阳亢之高血压头胀、头痛。

★疗法十一

【取穴】内分泌、皮质下、肾上腺、交感、神门、脑干。

【操作】根据常用耳穴示意图，找到所选取的耳穴内分泌、皮质下、交感、肾上腺、神门、脑干的位置，常规消毒之后，左手固定耳郭，右手持 0.5 寸短柄毫针进行针刺，深度以穿破软骨但不透过对侧皮肤为度，针刺得气之后留针 30 分钟。每日针刺 1 次，每周治疗 5 次，两耳穴位轮换针刺，以 10 次为一个疗程。

【适应证】头痛。

★疗法十二

【取穴】颞、内分泌、皮质下、肾上腺、交感、神门。

【操作】根据常用耳穴示意图，找到所选取的耳穴颞、内分泌、皮质下、交感、肾上腺、神门的位置，常规消毒之后，以左手固定耳郭，右手持 0.5 寸短柄毫针进行针刺，深度以穿破软骨但不透过对侧皮肤为度，针刺得气之后留针 30 分钟。每日针刺 1 次，每周治疗 5 次，两耳穴位轮换针刺，以 10 次为一个疗程。

【适应证】偏头痛。

★疗法十三

【取穴】内分泌、神门、交感、外鼻、内鼻、肺。

【操作】根据常用耳穴示意图，找到所选取的耳穴内分泌、交感、神门、外鼻、内鼻、肺的位置，常规消毒后，以左手固定耳郭，右手持 0.5 寸短柄毫针进行针刺，深度以穿破软骨但不透过对侧皮肤为度，针刺得气之后留针 30 分钟。每日针刺 1 次，每周治疗 5 次，两耳穴位轮换针刺，以 10 次为一个疗程。

【适应证】鼻炎、鼻窦炎导致的头痛。

★疗法十四

【取穴】内分泌、交感、神门以及神经衰弱点。

【操作】根据常用耳穴示意图，找到所选取的耳穴内分泌、交感、神门以及神经衰弱点的位置，常规消毒后，以左手固定耳郭，右手持 0.5 寸短柄毫针进行针刺，深度以穿破软骨但是不透过对侧皮肤为度，针刺得气后留针 10 ～ 30 分钟。每日针刺 1 次，每周治疗 5 次，两耳穴位轮换针刺，以 10 次为一个疗程。

【适应证】心烦失眠、头痛头晕。

（2）常用耳压方

★疗法一

【取穴】交感、神门、镇静。

【操作】对耳部进行常规消毒之后，用 0.5 厘米 ×0.5 厘米大小的胶布，把王不留行分别贴压于交感、神门以及镇静穴上。两耳穴位交替贴压，隔日更换 1 次。贴压期间每日自行按捏穴位 3 ～ 5 次，每次以使耳穴局部有酸胀感为宜。

【适应证】心肾不交导致的头痛、失眠。

★疗法二

【取穴】耳尖、神门、皮质下。巅顶痛者，加顶、肝；前额痛者，加额、胃；偏头痛，加颞、交感、外耳；后头痛者，加枕、膀胱；全头痛者，加额、颞、顶、外耳；鼻窦炎引起者，加内鼻、外鼻、肾上腺或者屏尖。

【操作】对耳部进行常规消毒之后，用0.5厘米×0.5厘米大小的胶布，把王不留行分别贴压在上述穴位上。两耳穴位交替贴压，隔日更换1次。贴压期间每日自行按捏穴位3～5次，每次按揉1～3分钟，以使耳穴局部有酸胀感为宜。

【适应证】偏头痛。

★疗法三

【取穴】一侧脑、太阳、耳尖、肾上腺，另一侧耳上、中、下耳背。内伤实证者，加肝、神门、高血压点、枕、额；内伤虚证者，加肾、脾、心、神门；外感者，加扁桃体、内分泌、额。

【操作】对耳部进行常规消毒之后，用0.5厘米×0.5厘米大小的胶布，把王不留行分别贴压于上述穴位上。一般两侧各选取2个穴位，两耳穴位交替贴压，隔日更换1次。贴压期间每日自行按捏穴位3～5次，每次按揉1～3分钟，以使耳穴局部有酸胀感为宜。

【适应证】偏头痛。

★疗法四

【取穴】肝、肾、角上窝、肝阳、心。

【操作】对耳部进行常规消毒之后，用0.5厘米×0.5厘米大小的胶布，把王不留行分别贴压于肝、肾、角上窝、肝阳以及心穴上。两耳穴位交替贴压，每3日更换1次。贴压期间每日自行按捏穴位3～5次，每次按揉1～3分钟，以使耳穴局部有酸胀感为宜。

【适应证】肝火亢盛所引起的头胀、头痛。

★疗法五

【取穴】内分泌、肝阳1、镇静、降压点。

【操作】把酸枣仁用开水浸泡，去皮，分成两半，备用。对耳部进行常规消毒之后，用1厘米×1厘米大小的胶布，把剖开的酸枣仁（酸枣仁的剖面置于胶布上，光滑面对准贴压的耳穴处）贴于内分泌、肝阳1、降压点以及镇静穴上。两耳穴位交替贴压，3日更换1次，10次为一个疗程。在贴压期间每日自行按捏穴位3～5次，每次按揉1～3分钟，使耳穴局部有酸胀感为度。

【适应证】高血压病、失眠、头痛。

★疗法六

【取穴】眼、肝、皮质下。

【操作】对耳部进行常规消毒之后，用 0.5 厘米 ×0.5 厘米大小的胶布，把王不留行分别贴压于眼、肝、皮质下穴上。一般一侧痛贴患侧，两侧痛贴双侧，每 3 日更换 1 次。在贴压期间每日自行按捏穴位 3～5 次，并且每次按揉 1～3 分钟，以使耳穴局部有酸胀感为度。

【适应证】神经性头痛。

★疗法七

【取穴】太阳、神门、皮质下、耳尖、胃、肝、交感、枕、顶、额、颞。

【操作】对耳部进行常规消毒之后，用 0.5 厘米 ×0.5 厘米大小的胶布，把王不留行分别贴压于上述穴位上。每 3 日更换 1 次，于贴压期间每日自行按捏穴位 3～5 次，每次按揉 1～3 分钟，以 7 日为一个疗程。

【适应证】神经性头痛。

★疗法八

【取穴】肝、肾、神门、脑干、皮质下。

【操作】对耳部进行常规消毒之后，用 0.5 厘米 ×0.5 厘米大小的胶布，把王不留行分别贴压于肝、肾、脑干、神门以及皮质下穴上。两耳穴位交替贴压，隔日更换 1 次，5 次为一个疗程。于贴压期间每日自行按捏穴位 3～5 次，每次按揉 1～3 分钟，以使耳穴局部有酸胀感为度。

【适应证】神经性头痛。

★疗法九

【取穴】神门、交感、皮质下、脑干、心、肝、肾、胆。少阳头痛者，加颞；太阳头痛者，加枕、膀胱；阳明头痛者，加额；厥阴头痛者，加肝。

【操作】对耳部进行常规消毒之后，用 0.5 厘米 ×0.5 厘米大小的胶布，把王不留行分别贴压于上述穴位上。两耳穴位交替贴压，隔日更换 1 次，以 10 次为 1 个疗程。于贴压期间每日自行按捏穴位 3～5 次，每次按揉时间为 1～3 分钟，以使耳穴局部有酸胀感为度。

【适应证】神经性头痛。

★疗法十

【取穴】皮质下、额、目 1、目 2。

【操作】对耳部进行常规消毒之后，用 0.5 厘米 ×0.5 厘米大小的胶布，把王不留行分别贴压于皮质下、额、目 1、目 2 穴上。一般单侧痛先贴患侧，两耳穴位交替贴压；两侧痛贴双侧，每 3 日更换 1 次，以 2～3 次为一个疗程。贴压期间每日自行按捏穴位 3～5 次，每次按揉时间为 2～3 分钟，以使耳穴局部有酸胀感为度。

【适应证】紧张性头痛。

★疗法十一

【取穴】神门、肾、肝、脾、心、内分泌、皮质下、额、颞。

【操作】对耳部进行常规消毒之后，以 0.5 厘米 ×0.5 厘米大小的胶布，把王不留行分别贴压于上述穴位上。两耳穴位交替贴压，隔日更换 1 次，以 5 次为一个疗程。贴压期间每日自行按捏穴位 3～5 次，每次按揉时间为 1～3 分钟，以使耳穴局部有酸胀感为度。

【适应证】紧张性头痛。

★疗法十二

【取穴】疼痛相应部位、神门、皮质下。头顶痛者，加顶、肝；前头痛者，加额、胃；偏头痛者，加颞、胆、交感、外耳；后头痛者，加枕、膀胱；全头痛者，加以上诸穴。

【操作】对耳部进行常规消毒之后，用 0.8 厘米 ×0.8 厘米大小的麝香止痛膏，将磁珠分别贴压于上述穴位上。两耳穴位交替贴压，隔日更换 1 次，以 5 次为一个疗程。贴压期间每日自行按捏穴位 3～5 次，每次按揉时间为 1～3 分钟，以使耳穴局部有酸胀感为度。

【适应证】紧张性头痛。

★疗法十三

【取穴】神门、心、肾、皮质下、枕、额、垂前以及神经衰弱区。

【操作】对耳部进行常规消毒之后，用 0.8 厘米 ×0.8 厘米大小的麝香止痛膏，把磁珠分别贴压于上述穴位上。两耳穴位交替贴压，隔日更换 1 次，以 10 次为一个疗程。贴压期间每日自行按捏穴位 3～5 次，每次按揉时间为 1～3 分钟，以使耳穴局部有酸胀感为度，睡眠差者可在睡觉前 15 分钟加强按压 1 次。

【适应证】紧张性头痛。

★疗法十四

【取穴】神门、皮质下、枕、额、颞、颈。

【操作】对耳部进行常规消毒之后，用 0.5 厘米 ×0.5 厘米大小的胶布，将王不留行分别贴压于上述穴位上。两耳穴位交替贴压，隔日更换 1 次，以 5 次为一个疗程。贴压期间每日自行按捏穴位 3～5 次，每次按揉时间 1～3 分钟，以使耳穴局部有酸胀感为度。

【适应证】紧张性头痛。

第十二节
熏洗疗法

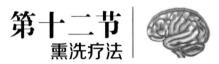

（一）熏洗疗法基础

熏洗疗法是中医外治法中重要的一种，为祖国传统医学重要的组成部分。民间亦称为"药浴""熏蒸"等。熏洗疗法是把配制好的中药加清水煮沸后，先用其蒸汽熏患部或全身，再用药液淋洗、擦洗或者浸浴全身或局部患处，从而产生治疗作用的一种防治疾病的方法。

（1）熏洗止痛原理：皮肤是人体最大的外围屏障，在这个大面积的屏障之上，分布着密密麻麻数不清的毛孔，承担着沟通人体内外的作用。除毛孔外，皮肤本身也有通透性，药物煮沸后，蒸汽携带着独特的中药气味直接熏于肌肤，通过皮肤、黏膜、汗腺、毛囊、角质层、细胞和其间隙等转运而吸收。一方面，熏蒸时热气腾腾可使皮肤温度升高，扩张局部血管，增加局部血液循环，使物质运输代谢加快；另一方面，各种药物的性味不同，通过皮肤吸收入内而发挥不同作用，如温经通络、行气活血以及祛湿散寒等，从而纠正机体功能紊乱状态，达到止痛目的。

（2）熏洗疗法的种类：熏洗疗法施行起来，可以分为药物熏烟法、药物蒸汽熏法、药物外洗法、药浴法以及药物浸渍法等，其中熏蒸和外洗是较为常用的方法。这些方法既可单独施行，又可以协同为用，以加强疗效。

① 药物熏烟法：药物熏烟法就是把所取药物研成粗末，放在火盆或火桶中，使药物缓慢燃烧，然后把身体某一部位置其上进行熏烤治疗（图2-204），或把门窗关闭，用药物熏烤整个房间，此法多在瘟疫流行期间预防使用；也可把药物研成粉末后摊于纸上，卷成香烟状，点燃后对准身体某一部位（多为穴位）处，保持适当距离反复进行熏烤，以达到治疗作用。如艾灸疗法，其实也是熏洗疗法

的一种。艾灸中的雷火神针即为多种药物配合艾绒卷成烟筒状进行熏疗。

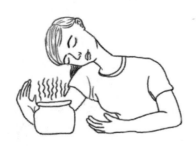

图 2-204　药物熏烟法

②药物蒸汽熏法：蒸汽熏是很常用的方法，并且多与外洗连用，即先熏后洗。蒸汽熏可取特制器皿，将中草药加水煮沸冒出蒸汽后，就对准施术部位，边煮边熏；也可在普通砂锅中煮沸后将药汁倒入盆中，趁热熏之。在冬春感冒流行季节，在室内炉火上放上醋盆加热熏蒸，也就是俗称的"熏醋"，就是一个很好的预防感冒的方法。蒸汽熏根据所熏部位的不同，可分为全身熏洗、头面熏洗以及手足熏洗等。

a. 全身熏洗法：可在较小房间或者浴室中进行。关紧门窗，患者可身着薄衣或裸露皮肤躺卧于有镂空的平板上，把按病证配制的药物放入容器，加水，直接放在平板正下方加热煮沸，在熏蒸的过程中可根据情况加水，熏蒸时间可视病情轻重而定，通常以半小时为宜。若无适宜熏蒸用的平板，也可在药物煎煮沸后，将药汁倒入容器（如浴池、浴盆等），然后取大的塑料薄膜将容器和患者罩住（头部可外露）形成密闭空间熏疗，待药液温度适宜时即可坐于容器中进行全身洗浴。全身熏洗一般每日熏 1～2 次（图 2-205）。

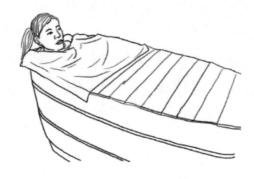

图 2-205　全身熏洗

b. 头面熏洗法：药物煮沸之后将药汁倒入消毒后的脸盆中，外罩布单，闭目，趁热熏蒸面部，待药液温度适宜后洗头、洗面。通常为30分钟，每日2次。凡面部急性炎症渗出明显的皮肤病应慎用。

c. 手足熏洗法：药物煮沸之后把药汁倒入消毒后的容器中，外罩布单，将患病手足与容器封严，趁热熏蒸，然后待药液温度适宜后浸洗手足。按照患病部位不同，决定药液量的多少。如洗足以药液浸没两足踝部为宜。洗手也应浸过腕关节。每次15～30分钟，每日1～3次。

③ 药物外洗法：将所选药物浸泡于水中，煎煮沸之后，将药汁倒入盆中，待药温度适宜时，用手或者毛巾浸透后擦洗全身或局部。此法可单独使用，但一般多与蒸汽熏法合并连续使用，即先熏后洗。外洗次数与时间可根据病情和部位而定。一般每次15～30分钟，每日1～3次（图2-206）。

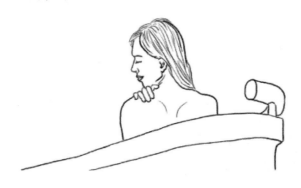

图2-206　药物外洗法

a. 药浴法：药浴顾名思义，也就是用药液进行沐浴之意。此法在民间广为流传。近些年来，经过开发，药浴已经成为保健的一个好方法。温泉浴实际就是一种天然药浴。在家庭中进行药浴，可把所选药物加水煮沸后倒药汁于浴盆、浴桶或者浴池中，然后添加适量洗澡水，如果有较大容器，也可一次性煮沸所需药水量。待药液温后，即入内浸浴，法同洗澡。药浴为防病治病、养生保健的一个好方法。

b. 药物浸渍法：从语义上来讲，浸，就是把患部（如四肢等）浸泡在药液中；渍，是用消毒棉球或者毛巾蘸药汁敷于患处，停留一段时间，以使药液充分发挥作用。实际操作中，浸渍最好连用，通常先洗后浸，然后渍，以加强疗效。一般浸泡时间为20～30分钟，渍敷时间可根据情况而定，如棉球或者毛巾凉后可重新再蘸温热药液进行热敷。

（二）偏头痛常用熏洗方

由于熏洗疗法的受药面积大，安全可靠，很少发生不良反应，而且易学易用，容易掌握，一般进行短时间学习，在熟悉熏洗疗法的种类及其应用方法、了解常用药物和方剂的治疗作用及其适应证后，就可以进行临床治疗。实践证明，熏洗疗法治疗偏头痛是非常有效的。

（1）辨证熏洗法

① 外感头痛

★桑菊祛风汤

【原料】薄荷、冬桑叶各 30 克，黑山栀 10 克，黄菊花 15 克，独活、天麻各 60 克。

【用法】上药加清水 3000 毫升，煮沸之后煎 5～10 分钟，取药液倒入搪瓷盆中，待温（以不烫手为度），以毛巾蘸水洗头，反复擦洗头部，每次 15～30 分钟。每日 1 剂，早、晚各 1 次。

★头痛熏洗方

【原料】生草乌、生川乌、生南星、羌活、独活、防风、麻黄、细辛各 10 克，川芎、白芷各 15 克，僵蚕 30 克，晚蚕砂、油松节各 40 克，生姜 25 克，连须葱白 5 根，白酒（烧酒）100 毫升。

【用法】先把生草乌、生川乌、生南星、油松节、僵蚕放入砂锅内加清水约 4000 毫升，煮沸 30 分钟后，再投入羌活、独活、防风、白芷、麻黄、晚蚕砂、细辛、川芎同煎沸 10 分钟，在临用前加入葱白、生姜以及白酒，用厚纸将砂锅口封住，待沸时，视其疼痛部位大小，将盖纸中心开一孔，使患者痛部对准纸孔熏之。整个头痛者，把头部对准砂锅口（两目紧闭或以毛巾包住），上面覆盖一块大方巾罩住头部，以热药气熏蒸头部，当头部出汗时，再熏 2～3 分钟后将药液倒入盆中（去渣），用其余热再熏蒸之。当药液温度不烫手时，用将药液洗头，洗后以毛巾擦干，再用一块干毛巾全部裹住头部，蒙头盖被取汗。每日 1 剂，每晚熏洗 1 次，每次熏洗 10～15 分钟。熏洗之后，当晚避风。

② 气逆头痛

★芦荟沐浴剂

【原料】芦荟叶 30～60 克（鲜叶 60 克，干叶 30 克）。

【用法】把上药切碎，放入袋中（扎口），再将药袋放在放好热水（开水）

的浴盆里，使它自然溶解后入浴，并反复擦洗头部。每日 1～2 次，每次洗浴 20 分钟，至愈为止。用时加服本品（干粉）3 克。方中芦荟中有效成分会在数分钟内通过皮肤吸收，进入血管内部，可促进血液循环、提高新陈代谢、消除疲劳以及精神紧张，以缓解头痛。此种沐浴方法，对美容也有好处。

③ 瘀血头痛

★熏脑灵

【原料】冰片（另包）、川芎各 10 克，防风、僵蚕、白芷、菊花、藁本（图 2-207）、羌活各 15 克，蔓荆子 12 克、晚蚕砂 20 克。

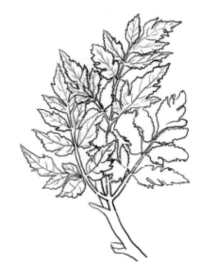

图 2-207　藁本

【用法】将上药除冰片外共杵为粗末，加清水 6 碗（约 3000 毫升），武火煮沸后煎 10 分钟即可。熬药时用小口容器，并以牛皮纸密封。熏时将纸中心开一孔，投入冰片 3 克，煮沸熏痛处，孔口对准痛处熏之。若前额痛，先将毛巾打湿包住眼部，并盖上方巾罩住。温度降低可加热再熏。熏后将纸口密封，待用，每次熏蒸时间为 10～15 分钟。每日 1 剂，熏蒸 3 次。

★头痛熏蒸方

【原料】晚蚕砂 30 克，川芎 15 克，僵蚕 20～30 只（20 岁以上每岁加 1 只），香白芷 15 克。

【用法】将上药共放入砂锅内加清水 5 碗（约 2500 毫升）煎至 3 碗，用牛皮纸（或厚纸）将砂锅口盖住，根据疼痛部位大小，在盖纸中心开一孔，令患者将痛处对准纸孔；满头痛则对准砂锅口（患者两目紧闭或用手帕包住），于上面覆盖一块大方布巾罩住头部和砂锅口，趁热使药气熏蒸痛处，每日 1 剂，每次熏蒸 10 ～ 15 分钟，熏蒸 2 次，至愈为度。

④ 血虚头痛

★加味补血汤

【原料】荆芥 60 克，川芎、当归各 30 克，白芷、细辛各 10 克。

【用法】将上药共放入砂锅内加清水 5 碗（约 2500 毫升）煎至 3 碗，用牛皮纸（或厚纸）将砂锅口盖住，视疼痛部位大小，于盖纸中心开一孔，令患者将痛处对准纸孔；满头痛则对准砂锅口（患者两目紧闭或者用手帕包住），上面覆盖一块大方布巾罩住头部及砂锅口，趁热使药气熏蒸痛处，每次熏蒸时间为 10 ～ 15 分钟。每日 1 剂，熏蒸 2 次，至愈为度。

⑤ 痰浊头痛

★半夏白术天麻汤

【原料】白术、半夏、天麻 30 克，茯苓、橘红、甘草 15 克。

【用法】将上药共放入砂锅内加清水 5 碗（约 2500 毫升）煎至 3 碗，用牛皮纸（或厚纸）将砂锅口盖住，根据疼痛部位大小，在盖纸中心开一孔，令患者将痛处对准纸孔；满头痛则对准砂锅口（患者两目紧闭或者用手帕包住），上面覆盖一块大方布巾罩住头部和砂锅口，趁热使药气熏蒸痛处，每次熏蒸时间为 10 ～ 15 分钟。每日 1 剂，熏蒸 2 次，至愈为度。

⑥ 肾虚头痛

★大补元煎

【原料】白芍、川芎各 60 克，桂枝 20 克，南星 20 克，全蝎、甘草各 10 克。

【用法】将上药共放入砂锅内加清水 5 碗（约 2500 毫升）煎至 3 碗，把砂锅口用牛皮纸（或厚纸）盖住，视疼痛部位大小，在盖纸中心开一孔，令患者将痛处对准纸孔；满头痛则对准砂锅口（患者两目紧闭或者用手帕包住），上面覆盖一块大方布巾罩住头部和砂锅口，趁热使药气熏蒸痛处，每次熏蒸时间为 10 ～ 15 分钟。每日 1 剂，熏蒸 2 次，至愈为度。

（2）保健熏洗法

除了依据证型具体选方熏洗外，头痛患者在日常生活中还可采用一些保健洗浴，以增强机体免疫力，降低偏头痛的发作频率。以下介绍一下保健洗浴措施。

① 药浴简介：在我国，药浴已有几千年的历史。此疗法对于提高机体的抗病

能力、增强机体免疫力有显著的作用。据记载自周朝开始，就流行香汤浴。所谓香汤，就是用中药佩兰煎的药水，其气味芬芳馥郁，有解暑祛湿及醒神爽脑的作用。诗人屈原在《云中君》里记载："浴兰汤兮沐芳华。"其弟子宋玉在《神女赋》中亦说："沐兰泽，含若芳。"从清代开始，药浴即作为一种防病治病的有效方法受到推崇。它不同于一般的洗浴及温泉浴等，而是按照中医辨证施治的原则，依据不同的疾病，加入不同的药物进行治疗。因药物不经胃肠破坏，直接作用于皮肤，并经由皮肤吸收进入血液，较之内服药见效快，舒适，无任何不良反应，也不会增加肝脏负担，所以被医学界誉为"绿色疗法"，越来越受到患者的青睐。煎药和洗浴的具体方法也有讲究，把药物粉碎后用纱布包好（或直接把药物放在锅内加水煎取亦可），制作时，加适量清水，浸泡20分钟，然后煮30分钟，将药液倒进盆内，待温度适宜时即可洗浴。在洗浴中，其方法有先熏后浴的熏洗法，也有边擦边浴之擦浴法。药浴可起到疏通经络、活血行气、清热解毒、祛风散寒、濡养全身等养生功效。现代医学认为药浴时，因为水温的作用，有促进血液循环，加快新陈代谢的效果；药浴时，水的温热作用能使毛细血管扩张，血流充足，使药物的吸收增加了，并使吸收后的药物经血液循环带入全身，从而起到保睦全身的作用。而且药浴时，药物产生的浓郁气味，也可以直接经鼻黏膜进入体内，刺激大脑，从而使人神清气爽。

②偏头痛药浴保健方

★荷叶汤

【原料】荷叶、防己、柏子仁各60克，泽泻45克，姜适量，米酒500毫升。

【用法】用5000毫升的水，浸泡这些中药材20分钟。泡完之后再开火，煮滚30分钟。再除掉中药材的渣，将药汤倒进浴缸后，调节水量和水温，再放适量姜以及米酒。

【作用】疏通经络，行气活血。

★玫瑰香汤

【原料】白芷90克，檀香20克，玫瑰花、辛夷（图2-208）各15克，公丁香（图2-209）10克，甘草12克。

【用法】上药共研细末，用苏合油10克拌匀放入汤中，当水温至适中时，进行温浴。也可将玫瑰花不研末，单独放入水中。

【作用】疏通经络，行气活血。

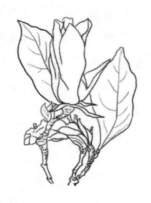
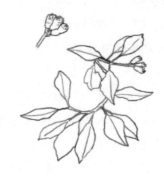

图 2-208　辛夷　　　　　　　　　　图 2-209　公丁香

★**百合白芷汤**

【原料】滑石、白附子、白芷、牛膝、白檀香各 30 克，百合、冰片各 10 克。

【用法】研末入汤中温浴。

【作用】增强新陈代谢，提升机体免疫力。并能够使容颜白润细腻。

★**枸杞汤**

【原料】枸杞子适量。

【用法】将枸杞子适量放入水中，煎汤浴身。

【作用】延年益寿，可使人皮肤光泽，百病不生。

（3）足部熏洗法

足部熏洗属于足疗的范畴，指的是将药物煎汤，趁热先熏后洗足部的方法。也可只熏不洗或者只洗不熏。每次可熏洗20～40分钟，药凉后加温再用，一日1～3次，一剂药可以重复使用2～3天。

★**熏洗方一**

【原料】当归20克，玫瑰花、红花各15克，辛夷花、苏木各10克。

【用法】将上药浸泡入沸水中，当温后洗脚。

【作用】行气活血，通经活络。

★**熏洗方二**

【原料】透骨草、伸筋草各15克，五加皮、莪术、三棱、秦艽、海桐皮各12克。

【用法】将上药浸泡入沸水中，当温后洗脚。

【作用】行气活血活络。

★熏洗方三

【原料】桃仁、杏仁各 20 克，红花 15 克，细辛 5 克，薄荷 10 克。

【用法】用热水冲沸上药，当水温合适后，洗脚。

【作用】促进血液循环，消除疲劳。

（三）熏洗注意事项

① 熏洗方药在选择上与内服方药相同。中医药治疗强调个性化治疗，每个人的情况都是不同的。同一个病，所开方药可能不同，即使同一个患者、同一种病，在不同的时间所开方药都是不同的。所以方药应在对患者进行中医辨证的基础上进行选用，不能一方共用。儿童皮肤娇嫩，药量要掌握好。

② 局部熏洗前最好先对局部进行清洗及消毒。同时对熏洗所使用的器皿、纱布、毛巾等要先消毒后再使用，家庭中可采用煮沸消毒法。熏洗时要避免药液溅入口、眼、鼻中。

③ 熏洗过程中要掌握好药液温度，如果温度过高就进行洗浴，往往会由于刺激性太强而对皮肤造成伤害；如果温度过低，又会影响疗效。通常先用药液蒸汽熏，待药液不烫手时即可进行洗浴。洗浴时要注意保暖，避免吹风、受寒，洗浴完毕应立即拭干皮肤。尤其在冬秋之季，应注意浴室及房间的保温。

④ 对老幼患者，不宜单独洗浴，需有人助浴为宜，并且洗浴时间不宜过长。对病情较重急患者，在熏洗时更要有专人陪护，以避免烫伤、着凉或者发生意外。有严重心、脑、肾疾病者不适宜全身熏洗。洗浴过程中或洗浴后如果发现有皮肤过敏者，应立即停止熏洗或更方。有皮肤破损者可依据病情选择适宜的用药方法。

⑤ 进行熏洗要选择适宜的时间，一般饭前饭后 30 分钟内不宜熏洗，空腹洗浴易发生低血糖休克，且因为药物的性味刺激更易使人发晕；饭后饱腹洗浴则影响食物消化吸收。其余时间若无其他情况都可进行熏洗。

⑥ 随时注意身体变化，有效则继续用药；无效或者症状加重，应随时更方疗之。使用本疗法治病，如果有效，要坚持用药，直到痊愈，切忌用用停停而影响疗效。用药期间，要适当忌口。禁吸烟饮酒、忌食辛辣油炸等物和鸡、鱼及虾等发物。

⑦ 每剂药物可使用 3 次。每次煎煮后将药汁倒出进行熏洗，药渣需妥善保存，再次熏洗时再加水煎煮，但是间隔时间不宜过长，尤其夏天要防止药物变质。

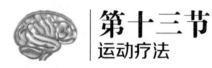

第十三节
运动疗法

（一）运动疗法简介

运动疗法，就是通过各种运动手段和机体功能练习而进行全身或局部的运动，以达到强身健体或治疗疾病目的的方法。在各种自然疗法中，运动疗法最能够调动患者自身能动性，锻炼精神与意志，积极乐观地同疾病作斗争。常在不经意的运动中，疾病便悄然遁形。既健身又悦心的运动疗法，在社会生活节奏日趋加快和竞争日趋紧张激烈的今天，受到越来越多现代人的青睐。对于头痛患者来说，运动应该成为日常功课之一。

（1）运动能为头痛患者带来的好处

① 运走代谢废物，减少诱发因素：运动可使心跳加快，呼吸加快，肌肉运动能提高大脑皮层兴奋与抑制的协调性，从而改善神经系统的调节能力。总之，运动能由根本上改善偏头痛患者的体质。

② 消除烦恼，带来美好心情：运动可以愉悦身心，实践中我们都会有体会。中医学认为形与神是统一的，体内的代谢废物增多时，人的"神"往往也会疲惫不堪，心情会郁闷，这时候若跑跑步、打打球，运动一下，促进新陈代谢，使体内废物及时排出体外，郁闷的心情就会一扫而光，代之以轻松及愉快。国外有谚语说："运动是世界上最好的安定剂。"近年来神经心理学家通过实验证明，肌肉紧张与人的情绪状态有十分密切的关系。不愉快的情绪通常和骨骼肌肉及内脏肌肉绷紧的现象同时产生，而运动能使肌肉在一张一弛的条件下逐渐放松，对于解除肌肉的紧张状态有利，从而减少不良情绪的发生。对于许多因不良情绪导致的偏头痛发作，就可以利用运动来避免了（图2-210）。

（2）运动疗法的特点

运动疗法为一种主动疗法，它要求患者主动参加运动，养成运动的习惯；通过锻炼，增强信心，调节情绪，促进机体康复。运动疗法是一种全身疗法，不但对局部器官组织起到锻炼作用，还通过神经反射及神经体液调节机制改善全身功能，提高免疫力，促进患者的自身康复。运动疗法是一种功能疗法，利用运动，可使衰退的功能得到增强，使有缺陷的功能在一定程度上得到改善。运动疗法更是一种自然疗法，它通过人类固有的自然运动功能作为治疗手段，老少皆宜，只要方法得当，既不会产生不良反应，又可达到增进健康的目的。

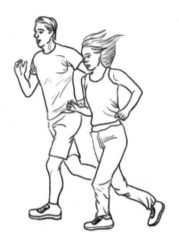

图 2-210　运动

（3）运动疗法的原则

① 适度原则：任何事情均要讲究一个"度"，运动更是如此。适度的运动有益人体健康，而超过了这个度，则是过犹不及，竞技体育中许多猝死案例足以说明这一点。那么如何掌握这个度呢？在实际运动中，可利用控制运动时间和运动强度来掌握。一般运动时间可限定在0.5～1小时内，或者依据个人的具体情况来定。运动的强度可借助以下两种方法来自行测定和控制。

a. 自觉用力评分法：凡是运动，随着活动强度的加大，人的感觉会由"很轻松"及"比较轻松"到"有点累"及"比较累"，进而达到"很累"。在运动中感到"有点累"的强度实际上已经达到了有氧运动强度的要求。这在科学上叫做自觉用力评分法，也是人人可以掌握的一种锻炼方法。

b. 谈话试验法：在运动时若上气不接下气，说明你的运动强度过大。你在运动时感到"有点累"，同时，又能够与身旁的同伴讲几句话，则说明运动强度适宜。

② 因人而异原则：运动疗法也是因人而异的。每个人的性别、年龄、职业、高矮、胖瘦、病情等都是不同的，所以要根据个体情况选择适宜的运动疗法。相对来说，年轻、身体较壮、病情较轻的，可以选择运动量大的锻炼项目，如球类、长跑等；年老、身体较虚弱、病情较重的，宜选择动作缓慢柔和、肌肉协调放松、全身能得到活动的运动，如太极拳、步行、慢跑等。每个人工作性质不同，所选

择的运动项目也应有别，如经常伏案工作者，要选择扩胸、伸腰、仰头、远望的运动项目。理发师、售货员、厨师要长时间站立，易发生下肢静脉曲张，在运动时不要多跑多跳，应仰卧抬腿。总之，因人而异是运动疗法的基本原则之一。

③因时而异原则：许多运动只要方便是随时可进行的。但运动时间不同，往往对身体产生的影响也不尽相同。研究证实，每天8～12时和14～17时，是肌肉速度、力量及耐力等人体功能处于相对最佳状态的时间段，人的感觉最为灵敏，协调能力、体力的发挥和身体的适应能力最强，并且这时心率和血压上升率最平稳，这时锻炼对身体健康更有利。所以运动时间最好选择在这两个时间段。

④坚持原则：运动疗法不是一朝一夕的事情，贵在有恒心，坚持不懈。

（4）运动疗法要注意的细节问题

运动时要选择氧气充足、空气清新的地方。每天进行运动时间可灵活掌握，不刻意固定时间，但一定要有恒心，坚持不懈；运动前一定要热身，活动一下四肢，逐渐进入运动状态。因为运动中出汗会大量损耗体内液体，从而使力量、速度、耐力及心脏的输出能力都有所减弱，所以在运动前1～2小时、运动中及运动后都要饮用适当的净水，不要到口渴时才喝水。进行户外运动时，要特别注意气候的变化，随身携带衣物及时增减，避免受凉感冒。另外，条件允许时，可以根据运动的项目来选择合适的背景音乐来陪伴运动。音乐为运动过程中最有力的驱动工具。在运动过程中如果有音乐伴奏，会增加运动的频度，延长每次运动的时间并加大练习的强度。此外，听音乐的同时还可体味运动过程中自我陶醉的乐趣，使你获得更好的运动效果。这是由于美妙的旋律会一直萦绕在你的脑海中，驱动你的身体在舞动，随着完美的节拍，收到最理想的效果。

（二）头痛常用运动疗法

头痛患者在日常生活中可以根据自己的爱好选择步行、散步、慢跑、游泳、垂钓等现代运动方式，当然也可选择一些传统保健运动，如太极拳、八段锦以及五禽戏等来锻炼身体。

（1）走路

①三五七走路锻炼法：专家建议，每天应步行3千米、30分钟；每周至少运动5次以上；步行不需要满负荷，只要达到七成即可以起到防病健体的作用。偏头痛患者采用步行疗法时，只要逐渐延长路程、加快速度以及减少中途休息的

次数和时间，就可以增强体力负荷能力。经过一段时期的锻炼之后便能自在地在1.5～2小时内走4～8千米，为了避免体力负荷过重，可将每天1次步行的距离分为两次完成，但是都需要在自我感觉良好的状态下进行。如果是出现气短或胸闷，应立即休息或者放慢步行的速度（图2-211）。

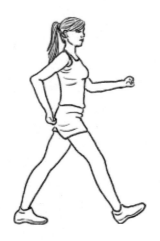

图2-211 步行

② 散步：散步也是走路的一种方式，只不过在速度上比通常所说的步行要稍慢一些。普通散步用慢速（每分钟60～70步）与中速（每分钟80～90步），每次0.5～1小时，散步应该到户外空气新鲜的地方去，在散步时，状如闲庭信步，步履应该轻松，周身气血方可调达平和、百脉流通，从而达到止痛的目的。注意散步时不要匆忙，宜从容和缓。这样，悠闲的情绪、愉快的心情，不仅能提高散步的兴趣，也为散步养生的一个重要方面。由此可见，散步对于头痛患者是十分重要的，它不仅能够调控人的身体状况，而且可以调控人的心理状况。散步还须注意循序渐进，量力而为，做到形劳而不倦，否则过劳耗气伤形，也达不到散步的目的。

（2）慢跑

头痛患者适当地慢跑，有利于血液的流通顺畅，扩张血管，从而达到预防、治疗疾病的目的。慢跑锻炼时，应先做好准备活动。这样，在慢跑中才能确保机体各器官功能的协调。准备活动可因人而异，可先打太极拳、做徒手体操，也可以先走一段再逐渐过渡到慢跑。慢跑的正确姿势应该为两手微握拳，上臂和前臂弯曲成90°左右，两臂自然前后摆动，上体略向前倾，尽量将全身肌肉放松。两脚落地要轻，用前脚掌先着地，这样做一方面可以得到足弓的缓冲，避免身体受到震动，以免出现头晕、腹痛和脚跟疼痛；另一方面用前脚掌向后蹬地时产生的向上向前的反作用力，可以加快跑步的速度。如果是泥土地或跑道，也可用全脚掌落地，这样不易疲劳。在跑步时，最好用鼻呼吸，避免用口呼吸，防止空气直接刺激咽峡、气管，而导致咳嗽和恶心、呕吐，甚至发生气管炎。如果只用鼻呼吸不能满足需要时，也可通过口鼻联合呼吸，就是用鼻吸气，半张口呼气。可用舌尖顶着上腭，微张口吸气，以使吸入的空气首先碰着舌的底面，于口腔中回旋后再进入气管，以减轻冷空气对气管的刺激。此外，还要注意呼吸频率要与步伐协调。通常是两步一吸、两步一呼，也可以三步一吸、三步一呼。慢跑可以根据自己的实际情况采用不同的方式。原来缺少锻炼或体格较差的患者，开始可采取慢跑与走路交替的方法。如觉得累，可多走少跑；若跑后身轻舒适，可多跑少走，逐渐增加跑的距离，慢慢过渡至完全慢跑。原来有一定锻炼基础或体质较好的患者，也可以一开始就进行慢跑锻炼。慢跑时还可和同伴边跑边说话，这样不觉得难受，运动中以不喘粗气为宜。当慢跑行将结束时，要逐渐减慢速度，使生理活动慢慢缓和下来，不可突然停止，由于经过较长时间的慢跑之后，人体的血液循环加快，如果马上静止不动，四肢的血液不能很快循环到脑和心脏，结果心脏与大脑就会出现暂时性缺氧，引起头晕、恶心或呕吐。所以，慢跑后一定要做好整理活动。如出汗较多，应及时擦汗，穿好衣服，适量饮水，休息20～30分钟之后再洗浴。

（3）游泳

游泳为所有运动项目中对身体各部位锻炼最为全面的运动，是各种年龄的健康者比较理想的锻炼项目。游泳时水的拍打、震动对身体有一种很好的按摩作用。游泳有明显改善新陈代谢的作用。游泳时在水中保持身体水平，并以良好的姿势畅游，可刺激全身的皮肤，使微血管扩张，并促进血液循环，对于改善头痛症状颇具效果。

游泳与身体健康关系密切。水的导热性比空气大20倍，人在12℃的水中停留4分钟即能消耗100千卡的热量，相当于在同温的空气中1小时消耗的热量。此外，在游泳时人在水中承受的压力比在陆地上大800多倍。要想在水中前进，就要克服阻力，并使能量消耗，从而使心跳加快，心肌收缩力加强，呼吸加深，以达到及时供血、供氧的目的。在游泳时水对身体的冲击能起到周身按摩的作用，加速全身血液循环。皮肤在水中受冷之后，血管很快收缩。外围血液迅速进入内脏器官，扩张后又流入身体表层，皮肤血管又随之扩张。这样就使血管的弹性增强了，同时也增多了冠状动脉的血流量。游泳还可加速血液中胆固醇的分解，使胆固醇在血管壁中的沉积减少。

游泳前要充分做好热身运动，使肌肉关节活动开，入冷水之前要先用冷水擦身，进行徒手操、肢体伸展运动等，将参与活动的所有肌肉和关节充分活动开，使肌肉弹性及力量增加，防止运动创伤和意外的发生。因为游泳是在水中进行，存有一定的危险性，所以如果选择游泳作为锻炼项目，游泳前的准备工作应做好，还要到医院检查身体，如患有严重高血压、心脏病、肺气肿、肺结核、精神分裂病、癫痫等，则不能参加游泳。

（4）踩竹运动

中医理论认为，人体五脏六腑在脚上都有相应的反射区。脚上的穴位和五脏六腑有着密切的关系，通过脚踩竹可起到促进气血运行，舒筋活络，颐养五脏六腑，使人体阴阳恢复平衡的作用。

踩竹用的竹子的做法是将直径10厘米左右的青竹锯成50厘米长，接着在环状切口处中心线稍高处将青竹割开，使用弧度比较大的一半。用脚底踩竹时，要脱鞋或穿软底舞鞋，放松肩膀并伸直背部，每天早晚各进行一次踩竹运动，一次运动可做5分钟。还可抓着墙壁、椅背等稳定身体的支撑物，然后进行脚尖踩竹运动，要领与用脚底踩竹相同，踩1～2分钟即可停止。

（5）保健操

许多人因为经常处于精神持续性紧张状态，结果在不知不觉中导致慢性头痛。这种头痛异于伤风感冒引发的头痛，常是肌收缩性头痛，其主要特征是自感头部沉重、乏力等。所以，用舒展头颈部肌肉，畅通血液的体操来"应酬"是很有效的。即便头痛症来临时做此操，亦能缓解痛感。当然，在头痛症发生之前，预防性地多做该操，被认为是最有效的治疗手法。

① 缓慢地左右伸展颈肌。先把头部倒向右侧，尽量用耳朵触肩部，而后慢而稳以及大幅度地伸展颈肩肌肉等。反方向进行同样的动作。

② 用左右手心推击头部。用左右手心互相推头部，来回地进行有节奏的压迫性按摩，要选择自感舒服的方向做。

③ 用指尖按摩头部。双手手指伸直，在头发上进行滑行般的抓捏动作，反复操练30次左右。

④ 大幅度转肩。双肩前后缓慢地大幅度进行旋转，同时，下颌要保持收紧的动作。

⑤ 握拳叩击头顶部。于头顶的附近，双手轻握拳，然后，以自己能承受的力

量进行叩击。

⑥ 用指关节按太阳穴。双手的示指弯曲成弓形，于双侧的太阳穴上，以顺时针方向同时做旋转按摩，约5分钟。

（6）6分钟健脑操

这套健脑操，对解除头晕头痛十分有效。最好每天做1遍，大概需要6分钟。

① 上下耸肩运动：双足分开而立，约与肩同宽，两肩尽量上提，使头贴在两肩之间，稍停片刻，肩头突然下落。进行8遍（图2-212）。

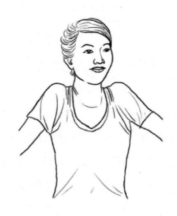

图 2-212　上下耸肩运动

② 背后举臂运动：双臂交叉并伸直于后，随即用力上举，状似用肩胛骨上推头的根部，保持2～3秒后，双臂猛地落下，像要撞到腰上（实际也可撞上），做1遍（图2-213）。

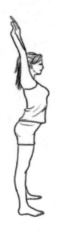

图 2-213　背后举臂运动

③ 叉手前伸运动：屈肘，五指于胸前交叉，两手迅猛前伸，同时迅速向前低头，使头夹在伸直的双臂之间，做 5 ～ 10 遍。

④ 叉手转肩运动：五指于胸前交叉，掌心朝下，尽量左右转肩。头必须跟着向后转，注意保持开始时的姿势，转动幅度要等于或者大于90°。左右交替，做 5 ～ 10 遍（图 2-214）。

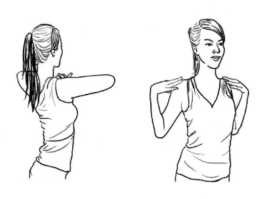

图 2-214　叉手转肩运动　　图 2-215　前后转肩运动

⑤ 前后曲肩运动：先使双肩尽量向后弯曲，状如双肩胛骨要碰到一起似的。接着用力让两肩向前弯曲，如同双肩会在胸前闭合似的，并使两只手背靠在一起。做 5 ～ 10 遍。

⑥ 前后转肩运动：曲肘、呈直角，旋转肩部，先从前向后，再从后向前，旋转遍数不拘（图 2-215）。

以上健脑操的目的就在于充分使肩部活动开，从而改善脑部的供血。

（7）脸部保健操

脸部保健操是专为脸部和头皮设计的，可以帮助松弛这些部位的肌肉，并且在出现头痛征兆时采取控制行动。

① 扬眉：同时把两边的眉毛抬起，再放下。

② 眯眼：快速地眯上双眼，再放松。接着，用力眯右眼，放松。接着，眯左眼，放松。

③ 皱眉：用力地挤眉，放松。

④ 张嘴：慢慢地将嘴巴张至最大，再慢慢闭上。

⑤ 移动下颌：嘴巴微张，左右移动下颌。

⑥皱鼻：用力把鼻子向上挤，像闻到恶臭一样。

⑦扮鬼脸：随兴地作鬼脸，像小时候一样。

（8）颈椎病头痛操

①头部左、右、前、后活动：患者取坐位，双腿与肩齐宽，两手放在膝盖上。两目微闭。头向左、向右侧摆动。身体不要跟着动；接着头向前俯、向后仰。动作应缓慢。以上动作各做8~10次。

②头部环绕运动：患者取坐位，双腿与肩齐宽，双手放在膝盖上。双目微闭。头由正中向左、向后、向右以及向前做环绕运动。动作应缓慢；然后做相反方向运动。做8~10次。

③向前弯腰运动：患者取站立位，双腿与肩齐宽宽。双臂自然下垂，双臂向前向上举，同时上身向后仰、吸气；然后两臂放下、呼气、弯腰以及两手手指触及双足，起初可能手指不能触到双足，通过不断锻炼可以触及；吸气、直腰；呼气、双臂又自然下垂。重复做8~10次。

④腰侧弯运动：患者取站立位，双腿与肩同宽，双臂自然下垂。右臂抬起举过头，同时腰向左侧弯、头向左侧倾斜、吸气；然后放下右臂，直腰、头回复到正中位、呼气。接着进行相反方向动作。每侧做4~6次。

（9）1分钟锻炼消除头痛

头痛常因头部血管痉挛，导致头部供血供氧不足引起，也可能由于过度疲劳和情绪波动等导致。通过1分钟锻炼可解除疲劳，解除肩颈背部的肌肉紧张，解除对头部血管的压迫，改善头部血液循环，进而缓解头痛。

具体方法如下。

①颈部肌肉尽量向上伸，同时吸气，然后放松还原，吐气；接着进行颈部前后、左右弯曲活动，重复2次。

②先深吸气，颈部向一侧扭转，同时慢慢吐气、还原，再深吸气后向另一侧扭转，同时慢慢吐气，反复进行4次。

【特别提醒】

①颈部的弯曲及扭转动作要缓慢。

②急性头痛时不宜进行此锻炼，而要保持安静。

（10）瑜伽

想象一下有这样一种运动，它不但能够改善人的健康状况，甚至还可以改变人的生活。瑜伽练习，正是实现这一目标的最佳途径。可以每天早上起床或晚间入睡前练习所有的姿势，或者采纳觉得适合自己的几种。

　　开始前，先进行 2 分钟的准备活动。做伸展运动或原地踏步。在练习过程中，每种姿势持续 30 ～ 60 秒。缓慢地深呼吸，感觉空气进入人的肺部。

　　① 全身伸展：坐在地上，右腿伸向前，左腿由膝盖向里弯，正好碰到右膝内侧，身体慢慢向前伸展，头尽量往下低，直至双手碰到右腿为止。只要感觉舒适，可尽量向前伸展。然后换左腿完成同一动作。这一练习伸展了坐骨神经、脊椎以及后背，能够帮助缓解肌肉僵硬和疼痛。另外，此练习还作用于肾上腺、双腿、骨骼以及大肠。

　　② 猫的姿势：四肢着地，头朝下，臀部与膝盖成一条线，肩膀和双手成一条线，手掌向下按在地上，背部慢慢弓起，像猫一样。坚持几秒，然后缓缓地抬起头，背部下陷。这一动作使脊背下部放松，作用在生殖器官，并帮助缓解痛经，还可以减轻关节炎和加快血液循环。

　　③ 交叉双腿：交叉两腿坐在地上，背部挺直，腿呈半莲花状，手掌向下放在双膝上。这一动作能协调新陈代谢，作用于胃部、膀胱、肝以及神经系统。

　　④ 交叉双腿和双臂：两腿交叉坐在地上，交叉两臂，两手各搭在左右肩膀上。这一步骤作用于心脏及血液循环，对哮喘、呼吸不规则及高血压有一定疗效。

　　⑤ 沉思的姿势：此姿势作用于大脑下端、神经系统、鼻以及眼，也有助于治疗头痛。

　　⑥ 倒立：做倒立。若太难的话，双脚可以不必抬起。注意月经期间不要采用这一姿势。这一姿势作用于大脑上端、下垂体，有助于治疗失眠症、减缓压力以及平复过度兴奋的神经。

　　⑦ 放松的姿势：后背挺直，两臂轻松地放在身体两侧，呼气，向前伸展全身，前额向下，直到碰到膝盖前的地面为止。保持这一姿势 6 ～ 10 秒。这一姿势能伸展脊椎、背部底端、颈部和手臂，为镇静和放松的绝好方法。

（11）八段锦

　　八段锦为我国民间广为流传的，以八节动作组合而成的保健操。术式简单，运动量适中，不受环境场地的限制，随时可练习，经常练习能活动关节、发达肌肉、增长气力、帮助消化、强壮筋骨、调整脏腑功能，有利于改善血液循环，消除中枢神经系统疲劳，适宜于头晕、便秘、失眠、颈肩腰腿痛、神经衰弱、高血压病、中风等多种慢性病证患者及体质较弱的中老年人练习使用。

　　八段锦的流派很多，其动作套路各有千秋，但是基本要领不外乎姿势要正确，心情要平静，身体要放松，做到形神合一、平衡舒畅、刚柔相济、粗中有细。下面仅以常练的一种南式八段锦为例进行介绍。

① 两手托天理三焦：立正或双脚平行站立与肩同宽，双眼平视前方，双臂自然下垂于体侧（图2-216）。

a. 双臂从体侧向上，边举边旋转手掌，使十指在过头后相遇，掌心向下，动作柔缓。

b. 十指交叉组合，动作柔缓。

c. 将十指组合成的双掌心向上翻托，双肘用力挺直，同时双脚跟尽量向上提起，动作含劲，使身体有如被悬吊起来的感觉。

d. 双手十指松开，双臂从体侧下垂，双脚跟轻轻落地，动作松缓。

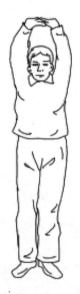

图2-216　两手托天理三焦

② 左右开弓似射雕：立正，双脚尖并拢，双臂自然下垂于体侧，双眼平视前方（图2-217）。

a. 左脚向左横跨一步，双腿弯曲下蹲成骑马势，大腿尽可能与地面平行，身体正直，双臂在胸前十字交叉，右臂在外，左臂在内，掌心向内，十指张开，眼看右手。

b. 左手握拳，食指翘起向上，拇指伸直与示指成"八"字撑开，左拳慢慢向左推出，左臂伸直；同时右手握拳，屈臂用力向右平拉，成拉弓状，肘尖向右挺，双眼注视左手食指。

c．左拳五指张开，从左侧收回至胸前，同时右拳五指也张开，从右侧收回到胸前，双臂十字交叉，左臂在外，右臂在内，掌心向内，眼看左手。

d．以右手握拳，动作同 b、c，但是方向相反。

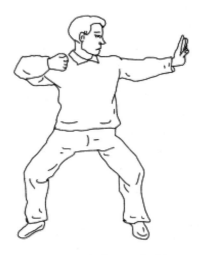

图 2-217 左右开弓似射雕

③ 调理脾胃单举手：立正或双脚平行站立，距离与肩同宽，双臂自然下垂于体侧。

a．左手从左侧向上举，举到头顶上，掌心向上，掌背离头约 3.3 厘米，左手五指横向右侧，同时右手向上移，移动含劲，移到腰间，然后左掌尽力向上托，右掌尽力向下按。

b．左臂从左侧做半圆形下垂，掌心向下，同时右手由右侧做椭圆形向上举，举至头顶上，掌背离头约 3.3 厘米，掌心向上，右手五指横向左侧，而后动作含劲，右掌尽力向上托，左掌尽力向下按。

c．同 a，换手做，方向相反。

d．同 b，换手做，方向相反（图 2-218）。

④ 五劳七伤往后瞧：立正，双臂自然下垂，双手掌心紧贴腿旁。

a．挺胸，双肩稍向后牵引，使胸部张开，同时头慢慢向左转，眼望后方。

b．头肩还原到预备时的姿势。

c．挺胸，双肩稍向后牵引，使胸部张开，同时头慢慢向右转，眼望后方。

d．头肩还原至预备时的姿势（图 2-219）。

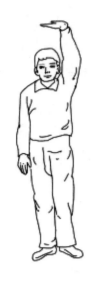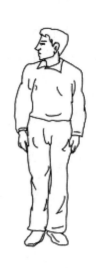

图 2-218　调理脾胃举单手　　　图 2-219　五劳七伤往后瞧

⑤摇头摆尾去心火：双脚分开，屈膝下蹲呈骑马势，双手虎口向内，扶撑在大腿中部，挺胸抬头。

a.左臂屈，臂肘屈徐徐向左尽量压下，头慢慢向左尽量弯曲，臀稍向右摆，右臂挺直，动作柔缓轻松。

b.顺势上体及头轻缓旋转，向后徐绕，臀部还原，双臂略直而松，助体后仰，动作柔缓。

c.上体及头由后仰绕向右下方弯曲，臀部向左摆，右臂屈，肘尖向右下压，左臂仍挺直，动作轻松柔缓。

d.上体及头从右屈绕向前方深屈，双臂屈，肘尖顶向前方，头抬略向前看（图2-220）。

⑥背后七颠百病消：立正，双腿靠紧脚并拢，双掌心贴于大腿外侧。

a.挺胸，双膝绷直，头用力向上一顶，同时双脚跟抬起尽量离地面高些。

b.脚跟轻轻下落，但不着地，接着头再向上顶，双脚再抬起。如此反复数次后，恢复预备姿势（图2-221）。

⑦攥拳怒目增气力：双脚分开，比肩稍宽，双手握拳，放于腰间，拳心向上，屈膝下蹲呈骑马势。

a.左臂拳向左徐徐伸出，拳心向下，同时右拳握住，最好将拳指一松一紧地握，动作含劲。

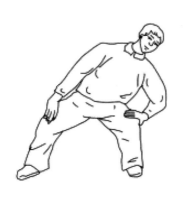 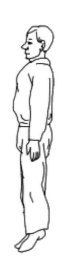

图 2-220　摇头摆尾去心火　　　　图 2-221　背后七颠百病消

b. 左臂拳以旋丝劲转弯向后成弧形，收回至腰间，同时右拳上移至乳旁向右做旋丝劲徐旋徐伸出，伸直时，恰好拳心向下，臂和肩平，动作含劲。

c. 右拳以旋丝劲转弯向右成弧形收回腰间，同时左臂拳向下移到左乳旁，向左做旋丝劲徐旋徐伸出，伸直时，恰好拳心向下，臂和肩平，动作含劲。

d. 与 c 同，动作改左为右，动作含劲。最后换段时，左拳不动，右拳以旋丝劲转弯向后，成弧形收，回腰间（图 2-222）。

⑧双手攀足固肾腰：立正，双脚跟并拢，双臂自然下垂于体侧，双眼平视前方。

a. 手臂略后，从左右双侧张开向上，做半圆形如鸟翅上扇，使手臂向上伸直，手掌向前，双手距离与肩同宽，上下齐整如双垂线，动作柔缓。

b. 徐徐俯身向下，手随下，以双手攀住脚尖，头向前看，脚腿伸直，膝勿弯曲，动作柔缓。

c. 双手徐徐向前伸直上提到头顶上，而后向双旁分开，做梅花握（即以拇指、食指、中指 3 指抵住腰部，环指及小指作陪衬），动作柔缓。

d. 双手放开，由左右双旁向上鸟翅扇圆形张开。连续由上向下，手垂直，还原，动作柔缓（图 2-223）。

上述各段动作可根据体质和病情的不同，选择其中一节或几节做，也可整套做，通常每日练习 1～2 次，每次 15～30 分钟。

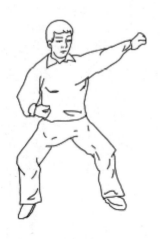

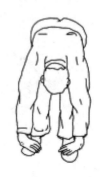

图 2-222　攒拳怒目增气力　　　图 2-223　双手攀足固肾腰

（12）太极拳

太极拳（图 2-224）可以使全身肌肉放松，能使血管紧张度松弛。中医学认为，太极拳具有补益肾精、强壮筋骨以及抵御疾病的作用。打太极拳时用意念引导动作，有助于消除精神紧张因素对人体的刺激，有利于血管的松弛。练习太极拳时心要静且精神要振作，既不要低眉垂目、萎靡不振而缺少生气，也不要怒目攒睛及挺胸露齿。练习太极拳应注意"以心领意，以意导气，以气运身"，做到动作均匀且连绵不断，呼吸自然，手足、内外一致，虚实分清，刚柔相济，动静分明，各部分器官协调，不仅要有外在的动作，更要有形成动作的意念，这样才可使气运于身，达到祛病健身之效果。另外，太极拳不仅注重身体的修炼，更注重精神与心理素质的修养以及思维的形象化训练。它的动作应轻灵、矫健、活泼，气宇轩昂而又安逸恬适。

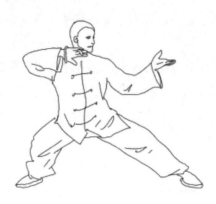

图 2-224　太极拳

（三）头痛患者进行锻炼时要注意事项

若经常在慢跑、骑自行车或其他体力劳动时出现头痛，千万要注意，这也许是心绞痛的一种特殊表现。这种剧痛通常在头部两侧，休息后缓解，运动时又发作。有人称它为"劳动性头痛"，如果不及时休息和治疗，会有生命危险。如果把运动时反复发作的头痛当做一般的头痛，不及时检查治疗，完全有可能就会在某次剧烈运动中发生心肌梗死或猝死。

在长期安静休息之后进行运动，或在包括奥林匹克运动会在内的各种运动会上，大运动量训练的运动员引起的偏头痛发作称为运动性偏头痛。在高原地区，此种症状的发生率更高。运动性偏头痛的主要表现为运动之后立即出现局灶性神经症状，接着是持续几分钟的恶心，然后开始出现严重的一侧搏动性头痛，持续几小时后会逐渐缓解，并可反复发作。长期未参加比赛的运动员，当参加体力消耗并不过分的表演项目时，也可能发生运动性头痛，但局灶性神经症状与呕吐发生比较少。个别运动员当运动量发生变化时也可发生运动性偏头痛。

平时缺少活动的人，开始进行剧烈的运动时，如游泳、跑步及其他健身项目时会出现头痛，这种头痛临床也叫做运动性头痛。引起的原因主要是平时缺少锻炼，一旦尽力运动时，因为肌肉需要更多的血液，于是血管就开始扩张，头部的血管也发生扩张，就导致头痛。对一个缺乏运动锻炼的人来说，这种运动性头痛的发生倒是可以衡量目前应该接受的运动量。如能做到运动后头不痛，即说明运动量合适。这也说明一个久未锻炼的人，在参加任何一项新的健身锻炼活动时，均要有一个逐步适应的过程。

在运动时，头痛患者如果出现以下几种异常，需要引起警惕。

（1）运动中头痛：少数心脏病患者在发病时，不会感到胸部有异常，而患者平常最多的感觉就是运动时头痛。多数人以为自己没有休息好或患了感冒。所以，提醒那些参加运动的老年人，若在运动中感到头痛，应尽早去医院做检查。

（2）运动时心率不增：人在运动时心跳会加快，运动量越大，心跳越快，若运动时心率增加不明显，可能是心脏病的早期信号，预示着今后有心绞痛、心肌梗死以及猝死的危险。

（3）运动性过敏性休克：在运动时要选择合理项目，不要随意加大运动量。如果因运动量加大而出现全身发热、皮肤潮湿，或者在运动中出现咽喉不适、呼吸急促以及胃肠绞痛，这些均为出现运动性过敏性休克的征兆，应停止运动，及时到医院就诊。

（4）脾胀痛：在运动时出现脾胀痛，多由于运动量过大，静脉血回流缓慢、脾充血肿胀所致。出现脾胀痛应停止运动，于背部脊柱左侧第 11 ～ 12 胸椎体棘突旁按揉脾俞、胃俞 3 ～ 5 分钟即愈。在运动之前做好充分准备活动是预防的关键。

（5）肝胀痛：在运动时出现肝区胀痛，多发生在长跑或者中距离跑时，在背部右侧按揉肝俞 5 分钟就可止痛。在运动过程中呼吸节律调整好，用鼻呼吸而不张口呼吸是预防的关键。

（6）腹直肌痉挛：易发生在夏季。运动过程中，突然出现腹部胀痛，多由于大量出汗丢失水分和盐所引起。发生腹痛时，应平卧休息，做腹式呼吸 20 ～ 30 次，同时轻轻按摩腹直肌 5 分钟左右就可止痛。在运动出汗过多时，及时补充盐水 200 ～ 300 毫升是预防的关键。

（7）胃痉挛：可见于游泳时水温过低、准备活动不充分以及运动量过大等，上腹部呈剧烈绞痛。运动之前做好充分的准备活动，忌过饱，忌食豆类及红薯、土豆等食品，少食冷饮，可防止胃痉挛的发生。出现症状时可做上腹部热敷 20 ～ 30 分钟，用手按压内关与足三里穴各 3 ～ 5 分钟就可止痛。

（8）肠痉挛：运动时脐区周围或者下腹部钝痛、胀痛，停止运动后疼痛减轻。用手按揉双侧合谷穴，每穴 5 分钟，或者用热水敷脐区 10 ～ 20 分钟即可止痛。为预防病痛的发生，在运动前应做好充分的准备活动，勿进食冷饮。

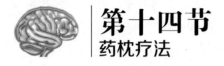

第十四节
药枕疗法

（一）药枕疗法简介

药枕疗法是将药物作为枕芯装入枕中，或者自制薄型药袋，置于普通枕头上，睡时枕用的一种治疗方法。中医理论认为"头为精明之府""五脏六腑精气"皆上升于头部，是药枕重要的施治部位，对于全身脏腑的功能也有协调作用。

近年来，药枕疗法更受重视，应用范围不断扩大，品种也由单纯的药物药枕发展到与声、光、电、磁等元素相结合的磁疗枕，音乐枕、催眠枕、抗衰老枕等，大大丰富了药枕的应用。

（1）药枕的作用：中医学理论认为，"脑为髓之海""头为精明之府"，十二经脉、五脏六腑的气血皆上聚于头部，头与全身紧密相连。颈项部为药枕疗法的主要施治部位，不仅大部分经络在颈项部循环、经过，而且还有很多腧穴在此处分布，头是一个相对独立的人体全息胚，同时颈项部也是血管、神经分布十分丰富的部位。药枕疗法借助于人体头颈部与药枕的长时间接触，通过药物及机械刺激等多种刺激，使经络疏通，气血流畅，脏腑功能协调以及神经内分泌功能得到调整，从而起到保健治疗作用。

药枕疗法主要利用药物的作用、机械刺激及心理调节作用等，达到改善或消除头部疼痛不适等症状的目的。药枕中的芳香挥发、磁性成分的药物，通过头部与药枕的长时间接触，可通过皮肤、呼吸道进入人体，渗入血脉之中，同时刺激头部的穴位，借助经络的传导作用，调理气血，调整脏腑功能，达到养血健脑，疏通经络，安神定志，解痉止痛，缓解头痛头晕、心烦急躁等症状，祛病延年的目的。药枕中的许多药物含有大量挥发油或者磁性成分，能够直接作用于局部皮肤黏膜，起到消炎杀菌、解痉止痛以及活血化瘀等作用。药枕疗法可使就寝的枕具及气味等局部小环境发生改变，从而使患者的身心状态产生一些变化，起到良好的心理调节作用，使精神放松，情绪稳定，有利于缓解头痛头晕及心烦急躁等症状。

（2）药枕的制作方法：药枕的制作并不复杂，只要有通过加工处理的中药及布料、针线等，经过缝制做成枕皮及枕芯即可。枕芯用以装盛药物，枕皮则便于拆洗和更换枕芯。

① 制作工具及材料：准备好制作药枕所需的线、针、剪刀、布料及塑料袋等，枕芯宜选用松、柔、薄且透气性能良好的纱布、棉布，而不宜用化纤类布料，以利于药物有效成分的挥发。

② 装枕药物的选择：按照病情选用不同的装枕药物（包括矿石类及植物类药物）。药物的选择多以芳香类药物为主，如选用叶类以清绿气爽的为优，花类药物以芳香浓郁的为好，矿石类须光泽明亮。

③ 药物的加工处理：做好制作药枕所需药物的加工处理，是确保药枕安全有效的前提和基础。凡制作药枕的中药，应注意其加工、防霉及防蛀处理。通常来说，花、叶类晒干后搓碎即可，根茎、木本及藤类需晒干或者烘干后粉碎为粗末，角

质及矿石类应打碎成米粒大小，易挥发的结晶体以纱布包裹，名贵之品入囊装枕。

④ 药枕的制作方法：在制作药枕时，所选用药物应充分混匀，要求摊放平坦，枕上去要柔软富有弹性。药枕可分为厚型与轻便（薄型）型两种，厚型与普通枕心一样大小，可直接做枕心或装入枕芯；轻便型的厚度通常为普通枕的1/3，可置于普通枕上面，睡时枕用，在药枕的制作中，一般是将诸药混匀后用纱布包裹缝好，再装入枕芯，制成药枕。药枕底层一般应加塑料布，防止药物泄漏弄脏床单。药枕可根据需要制成圆形、方形、三角形、扁形等，通常以制成长60～70厘米、宽20～30厘米的长方形为好，枕高应控制在7～12厘米。

（二）治疗头痛常用的药枕

药枕的制作方法十分简单，头痛患者可用自制药枕进行调治。下面是临床常用且疗效较好的药枕。

★方一

【药物】决明子2000克。

【用法】略炒黄，粉碎装入枕套做成药枕。

【功效】适用于肝经郁火导致的头痛。

★方二

【药物】黑豆适量。

【用法】把黑豆晒干，纳入枕芯，制成黑豆保健药枕。

【功效】头痛、心烦、失眠。

★方三

【药物】吴茱萸叶（图2-225）2000克。

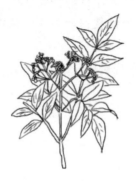

图2-225　吴茱萸

【用法】将吴茱萸叶蒸热，装入枕芯，亦可把吴茱萸棉布包裹，做成药枕。令患者枕之，药枕对准风府及风池尤佳。

【功效】散寒止痛。主治风寒头痛。

★方四

【药物】冬桑叶、杭菊花、野菊花、辛荑各 500 克，薄荷、红花各 100 克，冰片 50 克

【用法】将上药除冰片外，烘干，共研细末，兑入冰片和匀，纱布包裹，装入枕芯，制成药枕。令患者枕之。

【功效】平肝潜阳。主治肝阳头痛。

★方五

【药物】桑叶及菊花各 1000 克。

【用法】粉碎装入枕套做成药枕。

【功效】此枕适用于偏头痛以及外感热风导致的头痛、项强、目赤等症。

★方六

【药物】吴茱萸、柏子仁、薄荷、橘皮、白芷、白术、附片、川芎、藁本、益智仁、防风、夜交藤、合欢皮、淡竹叶、白菊花、艾叶、远志各 30 克。

【用法】将以上药物分别晒干，研成碎末，混匀后用纱布包裹缝好，装入枕芯，制成药枕。

【功效】各种头痛头晕及心烦失眠。

★方七

【药物】蚕砂（图 2-226）适量。

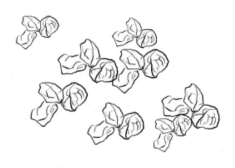

图 2-226 蚕砂

【用法】把蚕砂清理干净，研为粗末，装入枕芯，外用枕套，制成蚕砂药枕。

【功效】风寒阻络之头痛。

★方八

【药物】黑豆 150 克，甘菊花、蔓荆了、通草、石菖蒲各 100 克，藁本、细辛、香白芷、川芎各 75 克，白术 50 克，羚羊角 10 克，犀角 2 克。

【用法】把羚羊角、犀角研成粗末，余药一起烘干，研成粗末，诸药混匀，装入枕芯，制成药枕。令患者侧卧枕之。

【功效】清热止痛。主治风热头痛。

★方九

【药物】黑芝麻 250 克，黑豆 180 克，磁石 150 克，菟丝子 120 克。

【用法】把黑豆晒干，粉为粗末；磁石打碎，与晒干的黑芝麻、菟丝子充分混匀后，用纱布包裹缝好，做成薄型枕芯，防在普通枕之上。

【功效】头痛头晕及心烦失眠。

★方十

【药物】石决明 1500 克，决明子 1000 克。

【用法】将石决明粉为粗末，和晒干的决明子充分混匀后，用纱布包裹缝好，装入枕芯，制成药枕。

【功效】紧张性、偏头痛头痛，以及丛集性头痛证属肝火亢盛、阴虚阳亢者。

★方十一

【药物】芝麻 1800 克，绿豆 1200 克。

【用法】把绿豆、芝麻分别晒干，混匀后用纱布包裹缝好，装入枕芯，制成药枕。

【功效】气血不足型及肝肾阴虚之头痛且空，头晕耳鸣。

★方十二

【药物】白菊花、夜交藤、艾绒、虎杖各 100 克，牡丹皮、枸杞子以及白芷各 30 克，冰片 10 克。

【用法】将白菊花、夜交藤、艾绒、虎杖、牡丹皮、白芷分别晒干，粉为粗末，与冰片及晒干的枸杞子充分混匀之后，用纱布包裹缝好，做成薄型枕芯，置于普通枕之上。

【功效】肝火亢盛、阴虚阳亢所引起的偏头痛。

★方十三

【药物】黄精 600 克，枸杞子 500 克，黄芪 800 克，白芍 300 克，冰片 20 克。

【用法】将黄精、黄芪以及白芍分别晒干，粉为粗末，与冰片及晒干的枸杞子充分混匀后，以纱布包裹缝好，装入枕芯，制成药枕。

【功效】头痛头晕，虚损性头痛，头痛且空。

★方十四

【药物】白菊花及草决明各等份。

【用法】将白菊花、草决明分别晒干，混匀之后用纱布包裹缝好，装入枕芯，制成药枕。

【功效】肝火亢盛及阴虚阳亢之头痛。

★方十五

【药物】桃树叶（图2-227）及荷叶各等份。

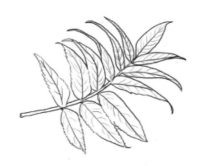

图2-227　桃树叶

【用法】将桃树叶及荷叶分别晒干，粉为粗末，混匀之后用纱布包裹缝好，做成薄型枕芯，放在普通枕之上。

【功效】瘀血阻络、痰浊内蕴之头痛头晕。

★方十六

【药物】石决明300克，玫瑰花、白菊花各250克。

【用法】将玫瑰花、白菊花分别晒干，粉为粗末，与打碎的石决明充分混匀后，以纱布包裹缝好，做成薄型枕芯，放在普通枕之上。

【功效】肝肾阴虚型、阴虚阳亢之头痛。

★方十七

【药物】黑豆1000克，当归750克。

【用法】将当归晒干，粉为粗末，和干黑豆充分混合，用纱布包裹缝好，装入枕芯，制成药枕。

【功效】气虚不足之头痛头晕，心烦失眠，神疲乏力。

★方十八

【药物】荷叶 180 克，天麻 80 克，罗布麻叶 50 克。

【用法】将天麻、荷叶以及罗布麻叶分别晒干，粉为粗末，混匀后用纱布包裹缝好，做成薄型枕芯，放在普通枕之上。

【功效】高血压病头痛、紧张性头痛以及丛集性头痛辨证属痰浊内蕴者。

★方十九

【药物】荞麦皮 1800 克，绿豆 1500 克。

【用法】将绿豆、荞麦皮分别晒干，混匀后以纱布包裹缝好，装入枕芯，制成药枕。

【功效】内热炽盛所致之头痛头胀、心烦失眠。

★方二十

【药物】桃树叶 2000 克，白芍 500 克。

【用法】把桃树叶、白芍分别晒干，粉为粗末，混匀之后用纱布包裹缝好，装入枕芯，制成药枕。

【功效】偏头痛、紧张性头痛以及丛集性头痛。

（三）药枕疗法的注意事项

为了使药枕疗法能达到应有的治疗保健效果，防止不良反应发生，应用药枕疗法应注意下列几点。

（1）辨证选用药枕：不同的药枕有不同的使用范围，要依据中医辨证结果正确选择药枕，不能不加分析地乱用。虽然枕疗法没有特殊禁忌证，无明显不良反应，老少皆宜，但若使用不当，不仅难以达到应有的疗效，还会给身体造成不适，所以应在医生的指导下正确使用药枕。

（2）枕用的时间：注意药枕的枕用时间应适当，药枕是通过睡觉时枕用来达到防治疾病目的的，通常每天至少要枕用 6 小时以上。由于药枕疗法显效较慢，因此使用药枕不能急于求成，要有耐心，做到持之以恒，缓图以功。

（3）处理各种不适：对枕用之药物过敏者禁用药枕疗法。使用药枕后如果出现头晕头痛、恶心呕吐、荨麻疹以及皮肤潮红发痒等症状，应停止使用，必要时给予对症处理。孕妇则应禁止使用辛香活血通经之药物。为了减少药枕疗法导致的口、鼻、咽干燥及口渴欲饮等症状，最好在每次枕用之前饮 1 小杯温开水，并在白天适当增加一些饮水量。

（4）定期更换药物：注意保持药枕清洁、干燥，每夜枕用后应用塑料袋装好密封存放，防止有效成分散发，并放在阴凉干燥处存放，以防霉变。一般药枕使用2～3周后，应置于阳光下晾晒1次（1小时左右），以保持枕形和药物的干燥度。

第十五节
心理疗法

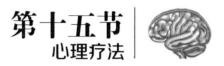

（一）偏头痛与心理疗法

研究人员认为，现代人的疾病80%是由心理原因造成的，这并不是危言耸听。现实生活中健康的普通人在日常交际中还会时常有心绪不良的情况。心理治疗就是通过语言、表情、姿势、态度和行为，影响或改变患者的感受、认识、情感、态度以及行为，减轻或消除使患者痛苦的各种情绪、行为以及躯体症状，以达到恢复健康的效果。

（1）心理疗法的原理：心理因素是心身疾病的主要致病原因，凡是主观、客观不适应或个人的愿望、要求等受到阻抑而导致的心理矛盾和冲突，都可能成为致病因素。但这些心理因素能否致病，一方面决定于这些刺激的强度、频度和时限，另一方面取决于个体对该刺激的敏感性和耐受度。另外，身体疾病本身可作为一种心理刺激因素，加重或诱发心身疾病，形成恶性循环。此即中医"因病致郁""因郁致病"的观点。现代心身医学研究证明，社会心理因素的应激刺激超出机体耐受阈值，则造成免疫系统与内分泌系统功能异常，神经调节功能失衡，作用于靶器官而产生病理变化。最先崩溃的就是个体平时最薄弱的器官组织，这些薄弱的器官组织及靶器官产生各种病理变化，并与心理因素交叉作用，形成心身疾病。疾病一经形成又成为新的刺激源，加之人格缺陷导致机体敏感性增加，从而加重心身疾病的病理过程，这就是心理疗法治疗心身疾病的依据所在。采用一定的心理疗法，可以随着心理状态的改变而相应地使生理状态改变，促进疾病的好转（图2-228）。

219

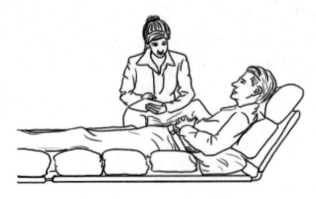

图 2-228　心理疗法

（2）常见心理疗法的种类：心理疗法种类繁多，常用的有下列几种。

① 认知疗法：也就是以纠正和改变患者适应不良性认知为重点的一类心理疗法的总称。心源性疾病常来自于患者对事物不正确的观念认识。认知疗法以改变不良认知为主要目标，继而也产生患者情感和行为的变化，以促进心理障碍的好转。

② 疏导疗法：通过一定的语言沟通或者采用其他形式将患者心中解不开的结打开，将不良情绪疏导出去，即为疏导疗法，可用于各种心理问题的处理。

③ 暗示疗法：一个愿望、一种情感、一种观念、一个判断或一个态度在一个人的心中出现和起作用时，若没有遇到任何相反的观念、相反的动机和相反的评价，就叫暗示。暗示性是人心理活动的基本特征之一，但有个体差异。暗示疗法可有外界暗示和自我暗示两种形式。

④ 放松疗法：又叫做松弛疗法、放松训练，它是一种通过训练，有意识地控制自身的心理生理活动、降低唤醒水平以及改变机体紊乱功能的心理治疗方法。实践表明，心理生理的放松，均有利于身心健康，起到治病的作用。像我国的气功、日本的坐禅、印度的瑜伽术、德国的自生训练以及美国的渐进松弛训练、超然沉思等，都是以放松为主要目的的自我控制训练。放松疗法是对于抗焦虑情绪的一种常用方法。

（3）偏头痛与心理因素：头痛是一种心身疾病（心理生理疾患），现在已经达成共识。精神、心理因素和偏头痛发病有密切的关系。长期情绪紧张、心理负担重（如恐惧、恼怒、狂躁、怨恨、失意、焦虑）等都能使中枢神经处于兴奋状态，内分泌功能发生变化，从而影响血管，进而发生偏头痛。临床研究发现，很多偏头痛患者在性格上往往存在共性，大多比较聪明、敏感，办事有条理以及苛求完美，这种人用严格的尺度要求自己及别人，事事求全，别人能耐受的刺激，他不能耐受；别人认为大不了的事，他却认为就是麻烦；别人能平静对待的变故，他觉得过不去。支配欲强，爱占主导地位，有完美主义倾向。这使他们经常处于焦虑、紧张之中，久而久之，就可能导致头侧血管的变化而产生头痛。另外，A型性格，即性情急、争强好胜以及缺乏耐心的人也容易发生偏头痛。所以，积极调整心理状态，改变对生活的看法，保持健康心理状态，对头痛患者是十分有利的。

（二）情绪对头痛的影响

良好的情绪对健康来说无疑是积极有益的；不良的情绪对于人体的健康是不利的，它容易使人罹患疾病或者使病情反复、加重。忧郁寡欢、情绪紧张、疑虑重重、坐卧不安等不良刺激可造成强烈的、反复的、长时间的精神紧张和情绪波动，使大脑皮质的抑制和兴奋过程发生冲突，大脑皮质功能紊乱，对皮质下血管舒缩中枢的正常调节作用丧失，使血管处于收缩状态，引发头痛、眩晕及心烦失眠等，不利于头痛的治疗和康复。对于头痛患者，思想上保持安静、淡泊，"志闲而少欲"，控制情绪波动，防止妄想和激动，是缓解或减轻头痛头晕等自觉症状，促使病情顺利康复的重要环节。现代医学研究证实，通过各种方式的情志疗法，使头痛患者情绪安定，心情舒畅，心境平和，心胸开朗，有益于头痛的治疗，对改善或者清除头痛患者头部疼痛不适等症状有良好的作用。

乐观情绪是机体内环境稳定的基础，保持内环境稳定为头痛患者自身精神治疗的要旨。得病是不幸的事，但是急是急不好的，相反情绪上的波动常可以通过神经内分泌系统的作用，影响头痛患者头部疼痛不适等症状的改善，对于头痛的治疗和康复不利。头痛患者应抱着"既来之，则安之"的心态，在思想上正确对待，情绪上保持乐观，精神上力排消极因素，做到性格顽强，情绪饱满，心胸开阔，增强战胜疾病的信心，自觉主动地配合治疗，以使头部疼痛不适等自觉症状得以改善，病情得以康复。

（三）头痛患者的心理状态

因为人们对头痛缺乏足够的认识，患头痛之后，有相当一部分患者不能正视自己的病情，不能从思想上正确对待，表现出多种不同的心理状态，情绪时有波动，对于头痛的治疗和康复不利。保持稳定的心理状态，不被疾病所吓倒，善于自我调节，做好心理保健，对头痛的治疗和康复大有好处。头痛患者的心理状态是多种多样的，但就临床来看，焦虑、恐惧、悲观、急躁、无所谓以及乱投医等类型较为多见。

头痛患者的心态随病情的变化，以及患者的性格特点等的不同而有很大差异，其心理状态是多种多样的。有的患者思想恐惧，担心病情随时会恶化，害怕患有脑部肿瘤，恐惧突发中风、失明等，六神无主，终日惶惶，呈现恐惧型；有的终日闷闷不乐，心情沮丧，意志消沉，悲观失望，对治疗缺乏信心和恒心，呈现悲观型；有的患者焦虑过度，多愁善感，忧心如焚，忧愁身体从此垮下了，担心影响工作和生活，呈现焦虑型；有的性情急躁，情绪冲动，容易发火，易与他人争吵，终日烦躁不安，呈现急躁型；也有的因为病情不重而无所谓，漫不经心，保持无所谓的态度，将医生告诫的注意事项置于耳后，酗酒游玩通宵达旦，不能按时服药，不重视饮食调养及运动锻炼，不注意定期复查；更有一些患者，患病后轻信传言，病急乱投医，跟着广告及所谓的"家传秘方"走，到处求医，堆积用药。

对于那些本来就性格内向的头痛患者来说，忧郁的表现比较突出，对治疗疾病及生活失去信心，承受力下降，抱怨自己，感到自己给家庭及他人带来麻烦，容易产生厌世悲观的情绪；对于那些性格外向的头痛患者来说，责怪他人比较多，如责怪家人对他照顾不耐心，生活饮食不合意，医生治疗不精心等。

（四）调治头痛常用的方法

（1）学会缓解压力：现代生活节奏加快，很容易使人精神紧张。头痛患者在压力过大、精神紧张时容易加剧病情，这样的情绪也有可能使无头痛的人患上头痛。因此我们应该懂得放松心情的方法。其实，放松心情并不难。比如当我们辛苦工作一天，回到家里，可以在房间的某个角落，铺上一块柔软的地毯，坐上去，就会感到生活如此美好。

介绍一种简单的放松心情的方法，即为静坐。早期的瑜伽行者和禅师，就曾经研究并发现静坐的生理效应。而这些发现，在现代学者的研究下得到印证。静坐会使呼吸次数减少，心跳次数减慢，并使肌肉紧张的程度降低。心理和生理是分不开的，静坐能够增加自己的内控程度，促进自我实现，改进睡眠状况，而且在面对压力的时候，也会有更多的正向感受。那么，静坐要掌握哪些要领呢？

　　首先要找个舒适、安静的地方，尽量排除外界的干扰。当然这是对于初学者来说的，这样有益于初学者更快进入状态。练习熟练以后，任何地方都可以静坐，例如在飞机上、咖啡厅、公园里甚至在公共汽车上。对初学者来说，还必须找一把合适的椅子。由于静坐和睡觉不同，它们会产生不同的生理反应，但是为了防止睡觉，最好要找一把直背的椅子，它可以帮助你将腰挺直，并且可以支撑住背部和头部。

　　接着坐在椅子上让屁股顶着椅背，两脚略微伸直，双手放在膝盖上，尽量让肌肉放松。如果坐的地方足够大，也可选择盘腿姿势，类似坐禅的样子。然后闭上双眼，吸气时心中默念"1"，吐气时则默念着"2"，不要故意去控制或者改变呼吸频率，要很规律的吸气、吐气，如此持续 20 分钟。静坐时，头不要垂下来，要轻松地挺在脖子上或靠在椅背上。由于垂头会使头部和肩膀的肌肉不舒服、绷紧，而不能达到放松肌肉的效果。如何知道时间是否到了呢？你可以看看手表，如果时间还没有到，则继续；如果时间到了，则停止。在整个静坐过程中，看一两次表不会影响静坐效果。以后静坐次数多了，自然就会产生生物钟。千万不要用闹钟。由于静坐是让你处于很低的新陈代谢状态，闹钟声音的刺激过大。最好也将电话拔掉，不要让突然的电话声惊吓到你。

　　最后，当静坐完毕时，要让身体慢慢回复至正常的状况。先慢慢地睁开你的眼睛，看房间中的某个定点，再慢慢看其他地方。之后做几次深呼吸，伸伸腰，站起来后再伸个腰。不要匆忙地站起来，否则可能会觉得疲倦，或者有不放松的感觉。而且当你的血压和心跳都很慢的情况下，突然站起来可能会产生眩晕的现象，所以，切记要慢慢地使身体恢复原状。通常在静坐过程中不会有什么问题产生，但如果感到不舒服或头晕眼花，或者有幻觉的干扰，只要睁开双眼，停止静坐就可以了。不过，以上情况是很少发生的。有时你会想到很多杂事，纷纷扰扰的各种大事小情均会往脑子里钻，甚至忘却很久的东西也会突然来访，使你无法长久专心注意呼吸，这种现象是很常见的。当你知道自己分心时，就再回复至吸气时默念着"1"，呼气时默念着"2"的状态就可以了。有时候脑子里有太多等待去做的事情会让你急着想要赶快结束静坐，这种心理就会影响静坐效果。想一想，这些问题并不会跑掉，等你静坐完毕再去解决又有何不可呢？浮生难得半日闲，好好享受这片刻的轻松感觉吧，或许，在静坐完再去面对这些问题时，会觉得压力也减轻了许多。

　　每天最好静坐两次，每次 20 分钟，最好是在起床之后以及晚餐前各做一次。

静坐可以产生降低新陈代谢的作用。因此静坐以前应该避免饮用一些含有咖啡因等刺激性物质的饮料，如可乐、茶等。另外，静坐前也不要吸烟。不要在饭后静坐，因为在吃完东西之后，会有很多血液流往胃部，而静坐则是希望血液能在全身流动，遍布手足四肢，所以饭后静坐，血液循环较差，很难达到放松效果。

（2）保持精神乐观：精神乐观是人体健康长寿十分重要的因素之一。乐观对人体生理的促进作用主要有两方面，一是调剂精神，摒除不利于人体的精神情志因素；二是流通营卫，和畅血气，调达精神。气血和畅，则生机旺盛，从而有益于健康。因此古人常说："笑一笑，十年少，恼一恼，老一老。"

如何保持精神乐观？历代养生专家的经验如下。

① 陶冶性情：当条件允许的情况下，经常旅游及郊外游览等，陶冶人的性情，培养乐观的性格。

② 善于解脱，学会自我说服，将各种不良心境摆脱掉。

③ "近喜远恶"，也就是近所喜之物，远所恶之事。

乐观者常笑。笑也是摆脱恶劣心境的有效方法之一。笑是一种现代社会文化，当一个人极度低落失意的时候笑一笑即有可能缓解气氛，调节心情。呵呵一笑，多少不快俱灰飞烟灭！笑还有许多的生理作用。国外医学家研究表明，笑能增强人的心脏功能及血液循环。一个人一天笑上 100 次，对其心脏和肺的锻炼相当于划船 10 分钟。笑一次能够活动从头部到腹部的 80 块肌肉，笑不仅能够运动体表的肌肉，还可以运动放松内脏。发自内心的愉悦的笑，特别是因幽默而引发的轻松的笑，对于健康肯定是有益的。据最新的一项研究表明，5 分钟开怀的笑可代替 40 分钟软弱无力的休息。近年来，许多国家创办了各种新奇的幽默组织以消除疲劳、松弛情绪以及增进健康。幽默轻松的笑，能够增加肺呼吸量，清洁呼吸道，抒发乐观的感情，使肌肉放松，消除神经紧张，驱散愁闷，有助于发挥多余的精力，并且可增进人际间的感情和友谊，使人逐渐淡忘往日的不幸，而对美好的未来产生向往。

（3）克服完美主义：许多患者在心理上有完美主义倾向，事事总是力求尽善尽美，结果把自己搞得疲惫不堪。这是要不得的。你要明白，世界是丰富多彩的，人与人也是各不相同的。正由于事物与事物、人与人的不同才构成了我们这个多姿多彩的世界。在这个世界上，从来就不存在完美的事情。一件事情你觉得很完美，但可能在另一个人来看，还是存在缺陷。因此绝对的完美是不存在的。要知道，你不可能取悦所有的人，不可能让所有的人都满意。许多人都知道这样一句话，"岂能尽如人意，但求无愧我心"。其实真能做到这样的心态就很好了。在这个世界上，常是"不如意事常八九"，非人力所能改变的事很多，所以，应该以健康乐观的心态来面对紧张的现代生活。不过度追求完美，该放弃的要放弃，改变不良生活方式，注重生活质量，积极投入工作并懂得享受生活。

（4）想象疗法：巴甫洛夫曾说过，"无论躯体和精神上的愉快，都可以使身体发展，身体健康"。首先，想象疗法需要在平静、充满信心以及乐观的良好情绪下进行。正是这样一个前提，使人们暂时将苦恼、悲戚以及郁闷等消极情绪摒弃在个人意识之外。有的人应付情绪低落的办法是避不见人，直到这种心情消散为止。以为这样可以避免因为情绪低落带给自己更多的不愉快。但越是这样，你就越是觉得郁闷，不良的情绪老是很难摆脱，以至于在很长一段时间里你都觉得透不过气来。若你肯应用一下这种方法，或许你会发现自己以前的方法有多可怜。想象疗法的进行，对于头痛患者而言，首先要将全身放松，然后想象自己的患病部位，舒缩异常的血管开始恢复正常，血管中血液畅通无阻，营养着头部组织。最后想象自己身体日益康复、强壮。每天这样想象 3 次，病情即会大大减轻，甚至痊愈。健康者或者处于亚健康状态的人，不妨坐在舒适的椅子上，闭目入静，想 30 分钟让你高兴的任何事情，想象你活力十足，能力很强，万事如意，身体矫健，使自己仿佛步入那山明水秀的美妙世界，这一切做完后，脑子十分清醒，你一定会觉得心旷神怡，精神焕发。

想象，是通向健康的桥梁。根据现代生理学家与心理学家的研究，想象疗法还可充分发挥意识、精神以及心理对人体自身生理功能的能动作用。一般人的智力，尤其是想象力的开发利用率不高，想象疗法则将这几个方面的巨大潜力调动起来，并能增强人体的抗病能力，这就是想象疗法能够治愈疾病的重要物质基础。同时，想象产生的信念，可给人们带来巨大的力量，这种由想象疗法辅助患者所确立的信念，常可以产生事半功倍或意料之外的疗效。目前，随着医学模式向生物→心理→社会模式的转变及心理治疗的广泛开展，想象疗法已经日益得到国内外医学界的广泛重视。

（5）培养坚强的意志：偏头痛患者要意志坚强，才可以战胜疾病。意志，指为达到某种目的而产生的决断能力的一种心理状态，包括人的自控力及毅力等内容。古人说："意志者，则精神专注，魂魄不散。每怒不起，五脏不受邪矣。"说明意志坚强者可以放止外界的不良刺激，保持气血的流畅，增强抗病能力以及预防疾病的发生。而意志薄弱，则神怯气虚，气血不畅，抗病力弱，容易遭受病邪的侵袭。可见，意志坚强者是有益于健康的。

现代生理学研究证明，坚强的意志和信念，可以影响内分泌的变化，改善生理功能，增强抵抗力。研究结果证实，有的人精神上受到压力时就不知所措，不知道该怎样应付或处理才好，所以压力的持续时间比较长，情绪的波动很大，就会对身心造成损害，从而影响健康。而有的人在精神上受到类似的压力时，却能够泰然处之，可以从主观上控制自己，使情绪不受太大的影响，对健康的损害自然就较小。可见，意志坚强就可以减少外界压力的不良影响，维护人体的健康。

其实，心理治疗就是人们和自我进行斗争战胜自己弱点的过程，出现问题的时候首先不要避讳或压抑拖延，既不要以为偏头痛只是一个小问题，不管也没事，也不要以为得了偏头痛就了不得了，仿佛得了绝症一样。只要重视问题并且采取正确的治疗及预防方法，听取医生的建议或灵活从我们以上介绍的方法中选择适合自己的途径，完全可以战胜自己，实现心理的健康，并进而预防头痛的发生，促进偏头痛的康复，拒疾病于千里之外，以更好地发挥自己在社会、生活以及家庭中的作用。

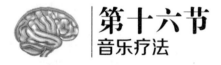

第十六节
音乐疗法

（一）音乐疗法简介

音乐能够移情易性，给人以美妙的享受，不同的音乐可以带给人不同的心灵体验。所以音乐疗法也有人称之为"心理音乐疗法"，那么如何用音乐来治病呢？从技术上说，现代音乐治疗是一门涉及音乐、心理、中西医学、电子以及工程等多种学科的新兴的边缘学科，是通过特定的音乐信号和它所转换成的其他能量作用于人体，达到防治疾病目的的一种方法。音乐治疗有多种形式，如单纯音乐治疗及音乐电磁疗法等，都属于自然疗法的范畴；而且从一定意义上说，是"愉快的自然疗法"（图2-229）。

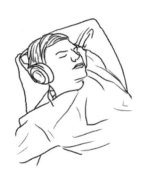

图 2-229 音乐疗法

（1）音乐止痛的治疗原理

① 音乐与人体的共鸣：声音就是一种振动，而人体本身也是由许多振动系统所构成，如心脏的跳动、胃肠蠕动以及脑波的波动等。医学研究证实，当音乐产生的振动与体内器官产生共振时，会引起人体分泌一种生理活性物质，调节血液流动和神经，让人富有活力、朝气蓬勃。换句话说，当人体细胞的振动同外界节奏协调时，人就有了舒畅的感觉。音乐对人体器官的这种直接物理作用，会调节各器官的功能活动使其达到最佳状态。不同的音乐节奏也会影响人体不同的激素分泌。

② 音乐本身的作用：音乐具有主动、积极的功能，可以提升人的创造、思考能力，使右脑灵活。特有的音乐节奏与旋律能使左脑休息，刺激右脑活动，所以对创造力、信息吸收力等潜在能力的提升有很强的效果。音乐也能够引导出重要的 α 波。我们知道，α 波主宰人体安定平静的情绪，经常听一定的音乐可以有效加强 α 波，达到松弛身心、稳定平和心境的效果。此外，音乐能促进消化道的活动，影响心脏血管系统，畅通血脉，加速排除体内废物，有助于疾病的康复。

这里应当指出的是，并不是所有的音乐均有治疗效果。研究证实，以演奏现代乐曲为主的 70% 以上的人患有神经过敏症，60% 以上的人急躁，22% 以上的人情绪消沉，还有人经常失眠、头疼、耳痛和腹泻；以演奏古典乐曲为主的乐队成员，心情大都平稳愉快。还有人对一些音乐爱好者作过调查，发现在经常欣赏古典音乐的家庭里，人和人的关系比较和睦；经常欣赏浪漫音乐的人，思想活跃、性格开朗；而热衷于嘈杂的现代派音乐的家庭里，成员之间经常争吵不休。

（2）音乐疗法的特点：音乐治疗是健康、自然的，由根本上说，这个过程也是愉快的。音乐疗法不依赖任何药物，而是通过人与音乐的特殊关系来改善人的健康状态，所以是一种非常理想的"自然疗法"。

（3）音乐疗法的功效

① 纠正不良的精神心理状态：古希腊哲学家柏拉图说过，"如果教育得适当，节奏与和声比什么都深入人心，比什么都扣人心弦。大家知道，当我们用耳朵感受音乐旋律时，我们的精神世界就会起变化"。古希腊著名的数学家、天文学家毕达哥拉斯说："把各种音调融合在一起，能使各种莫名其妙的妒忌、冲动等转化为美德。"大量心理医生的临床实践也表明，音乐有益于人的心理卫生。

② 促进机体恢复并保持健康状态：有的专家甚至通过研究指出，舒伯特的音乐能助失眠者入睡，巴赫的音乐可使消化不良减轻，莫扎特的音乐能减轻风湿性关节炎的疼痛感。也有人认为，莫扎特的音乐可以起到消除疲劳及重振精神的作用。总之，音乐能够减轻疾病症，使患者生存状态改善，促进机体恢复健康。

③ 促进机体潜能的发挥：由于音乐主要作用于人的右脑，因此可调动开发人右脑强大的潜藏功能；经常聆听优美的音乐，可以使人变得聪敏智慧，大大增强人的创造性思维能力，使人有意想不到的收获。

（4）音乐疗法的适应证：由广义上说，音乐疗法适宜于男女老幼各种群体的各种疾病。一定合适的音乐对于所有的患者都是有好处的。

（二）头痛常用音乐疗法

音乐疗法是一种针对于整个机体的一种精神心理上的治疗。头痛发作时，舒缓的音乐能使患者将心中因疾患而造成的不良情绪完全抛弃，转移注意力，从而缓解病情；缓解期时，美妙的音乐可从根本上调理患者心境，带来身心状态的和谐，从而使头痛发作频率降低。

（1）乐曲的选择

① 因病制宜原则：即使对音乐不甚了解的人，优美的旋律很自然地就能使其陶醉，就像美丽的景色或者形象很自然地被人们所喜爱一样，这是人类美学认识上的共性表现。因此一般说来，播放一些优美的音乐不仅对于头痛患者的健康有好处，而且对健康人也有良好作用。但问题并不是这么简单，对于每位接受音乐治疗的人来说，均有着千差万别的不同情况，这就是我们中医所说的"因人制宜"。音乐的曲调、节奏、旋律以及音量不同，对人体会产生不同程度的兴奋、镇静、止痛以及降压等作用。国外学者研究证实，音调和谐，节奏徐缓的乐曲可以使呼

吸平稳；快速和愉快的乐曲可以使肌肉增加力量；音乐优美的歌曲或悦耳动听的器乐曲可以调节自主神经，使大脑得到休息，帮助人们解除疲劳。所以，作为治疗性的乐曲，必须依据每个人的病情进行严格的选择。

② 因人制宜原则：要选择符合自己性情的音乐，并且注意不要走极端。就像食物中蔬菜、鱼肉、水果以及豆制品等营养成分要合理搭配一样，在选择自己喜欢的乐曲的同时，注意保持平衡。也可以根据患者的文化修养水平、对音乐的欣赏能力和爱好来选择适当的曲目。

③ 一般性原则：音乐疗法中的乐曲选择须符合下列两个标准。

a. 低音厚实深沉，内容丰富；中、高音的音色要有透明感，就如阳光透射过窗户一样，具有感染力。

b. 音乐中的三要素：即响度、音频以及音色三个方面要有和谐感。即选择的乐曲要与自身的状态保持平衡性，使音乐的"阴与阳""强与弱""静与动"平衡。

④ 中医学五音选曲法：在几千年前中医学就发明了音乐疗法，古人认为音乐能"动荡血脉，通流精神而和正心"。中医学中五音选曲是依据宫、商、角、徵、羽五种音阶的特性及五脏五行相配属的关系来选择曲目，进行治疗。比如宫调式乐曲，风格悠扬沉静、淳厚庄重，如"土"般宽厚结实，能入脾；商调式乐曲，风格高亢悲壮、铿锵雄伟，具有"金"之特性，可入肺；角调式乐曲构成了大地回春、万物萌生以及生机盎然的旋律，曲调亲切爽朗，具有"木"之特性，可入肝；徵调式乐曲，旋律活泼轻松、热烈欢快，构成层次分明、情绪欢畅的感染气氛，具有"火"之特性，可入心；羽调式音乐，风格清纯，苍凉柔润，凄切哀怨，如天垂幕帘，行云流水，具有"水"之特性，可入肾。不同类型的头痛患者，可在中医辨证的前提下，运用五行配属的生克关系来选择适合自己的曲子。比如，气血亏虚的患者可选择听宫调式乐曲，因为宫调属"土"，而脾正属土，脾土是气血化生之源。肝火旺的患者可选择听商调式乐曲，因为商调属"金"，肝属"木"，金能克过旺之"木"。同气相求，以助气血之生化。

⑤ 根据心情选曲法：通常我们认为根据心情选曲应采取相反原则，即兴奋时要听抑制的音乐，抑制时要听兴奋的音乐；但是近来也有专家支持相近原则，认为相反的音乐可能不利于情绪的疏导。对头痛患者来说，如果处于烦躁的状态，可以听小提琴协奏曲《梁祝》《汉宫秋月》《二泉映月》《皇家焰火音乐》等，能缓和、制约、克制急躁情绪。若情绪处于忧郁状态，可以选用莫扎特的《b小

调第四十交响曲》或者西贝柳斯的《悲痛圆舞曲》，可以促进不良情绪的发泄，从而使悲伤抑郁的心情得以疏导排解。

（2）音乐治疗前的准备

在进行音乐疗法时，要注意选择合适的环境及做好一定的心理准备。

① 室内的光线要明亮柔和，不要太幽暗。空气要清新，室内最好有些花草植物，使环境富有生气。

② 在开始聆听音乐之前最好洗一把脸，清醒一下头脑；或搓热双手，用掌心按摩颜面几分钟，效果会更好。

③ 闭目养神，静坐片刻，或进行几次深呼吸运动。

④ 在聆听音乐时心理状态不同，效果也不相同；这是由于音乐选择和鉴赏是一种智力活动，采用积极的态度可改善情绪。

（3）音乐疗法的不同方式

① 被动音乐疗法：借助听音乐的方式使患者的精神及神经系统得到调节，从而达到治疗和康复的目的。可以根据治疗的需要和自己对音乐的欣赏能力及对音乐的爱好程度，选择一些优雅活泼的乐曲，每天抽出一定的时间，边听边闭目养神，欣赏音乐中所描绘的意境。是一种比较常用的治疗方式。

② 主动音乐疗法：指的是一种亲自参与音乐艺术之中的疗法。患者通过参与音乐行为，使患者通过歌唱、演奏乐器、谱曲以及音乐想象练习，改善机体和大脑的活动。如直接参与演奏及演唱等活动来达到治疗与康复的目的。

③ 音乐电流疗法：又可分音乐电流的电极疗法、电针疗法以及磁场疗法等。音乐电疗是在以上两种治疗方式的基础上结合传统的电疗、针刺疗法以及磁疗等方式发展起来的，它把音乐疗法和其他疗法有机地结合在一起，各取其优点，使疗效更加显著。这一治疗方式在临床实践中达到良好的效果，而且应用范围越来越广。

（4）音乐治疗的注意事项

① 在选择曲目时，不宜长时间单用一曲，防止久听生厌，而应选择情调、节奏、旋律等方面和谐及协调的多支乐曲。

② 进行音乐治疗时最好戴上耳机，免受外界干扰。治疗的音量应掌握适度，通常以60分贝以下疗效最佳。音乐疗法的疗程通常定为1～2个月，也有以3个月为一个疗程者；每日2～3次，每周5～6次，每次以30分钟左右为宜。

头痛患者不妨在今后的治疗中加入音乐疗法，日常生活中也可以使美好的音乐缭绕耳边，相信头痛的困扰就会离你越来越远。

第十七节
贴敷疗法

（一）贴敷疗法简介

贴敷疗法是应用天然药物或泥、蜡等材料，在人体体表某一部位外敷或者贴穴，通过肌肤吸收或借助对穴位及经络的刺激作用来治疗疾病的一种外治方法。贴敷疗法以取材简单、方便实用、价格低廉、不良反应少以及适应证广泛而著称，不但可治疗所敷部位的病变，而且可以通过经络"内属脏腑，外络肢节，沟通表里，贯通上下"的作用，选择针对于疾病的经络穴位，治疗全身性疾病。贴敷疗法治疗头痛，常用的有热敷法与药物贴敷法，临床可根据患者的具体情况选择应用。

贴敷疗法治疗头痛的疗效独特，利用贴敷头部疼痛处及其相关的穴位，可获得舒筋通络、温经散寒、祛风除湿、活血化瘀以及解痉止痛等功效，能解除头颈部的血管、肌肉及神经的紧张、痉挛，有效缓解头部疼痛不适等症状。尽管贴敷疗法有诸多优点，但是也有其局限性，常需同其他治疗方法配合应用以提高疗效。外敷天然药物有时会引起水肿、过敏，导致皮肤损伤等，这些都是应当注意的。

（二）热敷法

热敷法是将发热的物体放置于患者患处或者机体某一特定部位（如穴位），通过皮肤作用于机体而进行治疗的方法。比较常用的热敷法有毛巾热敷法（图2-230）、盐热敷法、沙热敷法、葱热敷法、姜热敷法、砖瓦热敷法、热水袋热敷法、醋热敷法以及药包热敷法等。

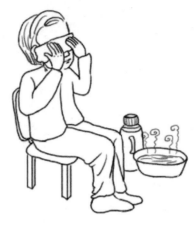

图 2-230　毛巾热敷法

（1）热敷的作用：热敷法使局部的毛细血管扩张，血液循环加速，肌肉松弛，可以疏通经络、流畅气血，具有活血化瘀、驱除寒湿、缓解痉挛、减轻疼痛以及消除疲劳等作用。另外，药包热敷法除具有以上功效外，还有药物的作用，依据所用天然药物的不同，其功效不尽一样。

（2）治疗头痛常用的热敷方法：治疗头痛疗效较好的有沙热敷法、盐热敷法、葱热敷法、姜热敷法、醋热敷法以及药包热敷法等。

① 沙热敷法：取适量的细沙放于铁锅内炒热，用布包裹后趁热敷于头部疼痛的部位，以患者感到舒适及能耐受为度。每次热敷 15 ～ 20 分钟，每日 1 ～ 2 次。

② 盐热敷法：应用盐热敷法时，选择颗粒大小均匀、无杂质的食盐适量倒入铁锅中，用文火慢慢加热，边加热边搅拌，当温度在 55 ～ 60℃时，倒入布袋内，将口扎好，敷于头部疼痛的部位。每日 1 ～ 2 次，每次热敷 15 ～ 20 分钟。

③ 葱热敷法：应用葱热敷法时，取适量新鲜葱白，捣烂之后放入铁锅内炒热，用布包裹、扎紧，趁热放在头部疼痛的部位热敷。每次热敷 15 ～ 20 分钟，每日 1 ～ 2 次。

④ 姜热敷法：应用姜热敷法时，取生姜（不去皮）洗净适量后捣烂，挤出一些姜汁，倒入碗中备用。将姜渣置于锅中炒热，用纱布包裹扎好口，在头部疼痛的部位热敷；姜渣包凉后，再倒入锅中加些姜汁，炒热之后再敷，如此反复进行。每次热敷 15 ～ 20 分钟，每日 1 ～ 2 次。

⑤ 醋热敷法：应用醋热敷法时，取食盐适量放入铁锅内爆炒，再取适量陈醋洒入盐内，边洒边搅动，要求搅拌均匀，醋洒完之后再略炒一下，倒在事先准备

好的布包内，趁热敷于头部疼痛的部位。每日 1 ~ 2 次，每次热敷 15 ~ 20 分钟。

⑥ 药包热敷法：药包热敷法为热敷法的一种特殊类型，既有热敷的温热作用，又有药物的治疗功效。应用药包热敷法治疗头痛时，依据病情选用适宜的药物，将药物放在锅内炒热或煮热，装入已备的布袋中包扎好，或把药袋加温使热，然后趁热置于头部疼痛的部位进行热敷。另外，也有用水煎内服之后的药渣，装入布袋再加热，进行热敷。一般两个药袋轮流加温热敷，以患者能耐受为度，每日 1 ~ 2 次，每次热敷 15 ~ 20 分钟。药包热敷治疗头痛的处方较多，其缓解头痛的功效明显优于盐热敷法、沙热敷法以及葱热敷法等。

（3）治疗头痛常用的热敷方

★方一

【配方】天麻、半夏、羌活、细辛各 30 克。

【操作】将上药一同装入布袋中扎口，蒸热之后反复熨敷头部疼痛的部位，凉后可蒸热再用。每日 1 ~ 2 次，每次热敷 20 ~ 30 分钟。

【适应证】风寒、风湿头痛。

★方二

【配方】晚蚕砂 200 克，小茴香 30 克，食盐 100 克，白酒适量。

【操作】将小茴香、晚蚕沙以及食盐一同放入锅中，用旺火翻炒，至烫手时烹上白酒，再稍炒片刻，装入布袋中，趁热之反复熨敷头部疼痛的部位，凉后可再加热。每日 1 ~ 2 次，每次热敷 20 ~ 30 分钟。

【适应证】偏头痛、丛集性头痛以及紧张性头痛辨证属寒凝气滞者。

★方三

【配方】吴茱萸 90 克，花椒 60 克，肉桂、葱白各 30 克，生姜 120 克。

【操作】将上药一同捣碎，炒热，以布包裹，趁热反复熨敷头部疼痛的部位，凉后可炒热再用。每日 1 ~ 2 次，每次热敷 20 ~ 30 分钟。

【适应证】风寒头痛、肾虚头痛，以及偏头痛、丛集性头痛、紧张性头痛辨证属寒凝气滞者。

★方四

【配方】秦艽、白芍、当归、鸡血藤、艾叶各 50 克，牡丹皮、桂枝各 20 克，细辛 5 克，白酒适量。

【操作】将上药分别研为粗末，一同放入锅中，以旺火翻炒至烫手时，烹上白酒，再稍炒片刻，装入布袋中，趁热反复熨敷头部疼痛的部位，凉后可再加热。

每日 1 ～ 2 次，每次热敷 20 ～ 30 分钟。

【适应证】外感风寒型、寒凝气滞型以及瘀血阻络型头痛。

★方五

【配方】川芎、当归、白芍各 50 克，红花 20 克，桂枝、菊花各 15 克，米醋适量。

【操作】把上药分别研为粗末，一同放入锅中，用旺火翻炒至烫手时，烹上米醋，再稍炒片刻，装入布袋中，趁热反复熨敷头部疼痛的部位，凉后可以再加热。每日 1 ～ 2 次，每次热敷 20 ～ 30 分钟。

【适应证】寒湿凝滞型及瘀血阻络型头痛。

★方六

【配方】晚蚕砂 600 克，黄酒适量。

【操作】将晚蚕沙和黄酒混匀，平均分成 2 份，炒热之后装入布袋中，趁热反复熨敷头部疼痛的部位，2 个药袋交替使用。每日 1 ～ 2 次，每次热敷 20 ～ 30 分钟。

【适应证】风热、风湿头痛。

★方七

【配方】食盐 300 克，生附子 90 克。

【操作】把生附子研为粗末，与食盐混匀，平均分成 2 份，炒热后装入布袋中，趁热反复熨敷太阳穴和其他头部疼痛的部位，2 个药袋交替使用，至疼痛逐渐缓解为止。每日热敷 2 次。

【适应证】各种急、慢性头痛。

★方八

【配方】当归、川芎、党参、檀香、附子、食盐各 120 克。

【操作】把上药共研为粗末，平均分成 2 份，炒热后装入布袋中，趁热反复熨敷头部疼痛的部位，2 个药袋交替使用。每日 2 次，每次热敷 20 ～ 30 分钟。

【适应证】气血虚弱之头痛。

★方九

【配方】白芷 240 克，川芎 160 克，荆芥、薄荷、葱白各 90 克。

【操作】将上药共研为粗末（葱白除外），平均分成 2 份，同切碎、捣烂的葱白混匀，炒热后装入布袋中，趁热反复熨敷头部疼痛的部位，2 个药袋交替使用。每日热敷 2 次，每次热敷 20 分钟左右。

【适应证】外感风寒和寒凝气滞之头痛。

★方十

【配方】食盐 100 克，当归 60 克，川芎、香附各 30 克。

【操作】将上药（食盐除外）共研为粗末，和食盐混匀，一同放入锅中，炒热后装入布袋中，趁热反复熨敷头部疼痛的部位，直到疼痛逐渐缓解为止。每日热敷 2 次。

【适应证】瘀血阻络所致之头痛。

★方十一

【配方】桂枝 45 克，生姜 120 克，葛根、防风各 25 克，大葱 150 克。

【操作】将葛根、防风以及桂枝共为细末，生姜、大葱捣烂，之后一同混匀，装入布袋中蒸热，趁热反复熨敷头部疼痛的部位。每日 2 次，每次热敷 20～30 分钟。

【适应证】外感风寒和寒凝气滞之头痛。

（4）热敷法的注意事项：热敷法的关键就在于一个"热"字，尽可能以适宜的温度进行热敷，避免烫伤皮肤。在热敷以后，应立即擦干、擦净皮肤，穿好衣服，注意保暖，防止局部风邪侵袭和受凉感冒。用布袋热敷时，应先检查一下布袋，避免在热敷时布包散开；应用药包热敷时，要依据病情的不同选择适宜的药物。外感风寒等寒性头痛应用热敷法有较好的缓解疼痛的效果；偏头痛、丛集性头痛以及紧张性头痛都可根据情况选用热敷法。而对于肝阳上亢、风阳上扰等热性头痛，以及高血压病头痛、外伤性头痛等都不宜应用热敷法；急性头痛患者疼痛症状明显者也不宜热敷治疗。另外，局部皮肤出血、溃烂者也不宜应用热敷法；孕妇禁用热敷法。

（三）药物贴敷法

药物贴敷法简称为药敷，是把天然药物经加工处理，敷于患部或穴位上，使外敷药物通过肌肤吸收或通过对穴位、经络的刺激作用，来治疗疾病的一种外治方法。药物贴敷法治疗头痛时，药物的功效可以直接作用于患部，不经消化道吸收，具有疗效显著、简便易行以及不良反应少等特点。

（1）药物贴敷的作用：药物贴敷法和中医其他治疗方法一样，也是以中医学整体观念和辨证论治为指导思想的，内治与外治法的理、方、药三者是相同的，不同者仅仅是方法各异而已。药物贴敷主要是利用药物自身的作用、局部刺激作用及经络调节作用而起效的。根据头痛患者的不同证型，按照药物性味、归经以及作用进行辨证选药，药物通过皮肤渗达皮下组织，在局部产生药物浓度的相对优势，直接发挥药物自身的治疗作用；药物外敷之后，局部血管扩张，加速血液循环而改善周围组织营养，起到解痉止痛作用；某些刺激性强的药物，通过神经反射来调节机体功能，增强机体的抗病能力；通过药物对穴位的刺激，可产生温通经络、活血化瘀、行气活血以及祛湿散寒之功效，从而通过经络调整达到补虚泻实，促进阴阳平衡的作用；同时药物利用皮肤由表入里，循经络传至脏腑，调节阴阳气血，扶正祛邪，起到整体治疗的作用。头痛患者运用药物敷贴法，可以舒筋通络、祛风散寒、缓急止痛，并可调畅气血及调整脏腑功能，解除肌肉痉挛，改善及缓解头部疼痛不适等症状，有利于头痛患者的顺利康复。

（2）治疗头痛常用的药物贴敷方：药物贴敷的方法一般是将药物晒干或烘干，粉碎为极细末，用食醋或鸡蛋清、生姜汁、浓茶以及清水等溶剂调成糊状或膏状，贴敷于选取的穴位或适当部位，用纱布包扎，以胶布固定；也有将一定配方的药物经煎熬，加入香油及黄丹等制成膏药而敷贴。

★方一

【配方】羌活、独活各45克，赤芍30克，石菖蒲18克，白芷20克，葱头5个。

【用法】把上药（葱头除外）共研为细末，葱头加水煎取汁液，入药末调成糊状，外敷于太阳、风池以及风府穴处，敷料覆盖，胶布固定，每日换药1次。

【适应证】头痛遇风痛甚者。

★方二

【配方】生姜1块。

【用法】把生姜入火中煨热，切成4片，分贴在前额和太阳穴，以手帕束之，凉则更换。每次贴敷15～20分钟，每日2次，以3～5日为一个疗程。

【适应证】风寒头痛。

★方三

【配方】葱白50克，川芎12克，花椒壳20克，薄荷脑6克，面粉适量。

【用法】把葱白捣烂取汁，余药共研为细末，加面粉调拌成饼，外敷于太阳、百会穴处，敷料覆盖，以胶布固定，每日换药1次。

【适应证】头痛。

★方四

【配方】去节麻黄及杏仁各等份。

【用法】把去节麻黄、杏仁共捣烂如泥状，每次取适量，外敷在头两侧太阳穴处，敷料覆盖，以胶布固定，每日换药 1 次。

【适应证】风寒头痛。

★方五

【配方】葱白 15 克，白附子 3 克。

【用法】把白附子、葱白共捣烂如泥状，贴敷在痛侧太阳穴处，外用红膏药或者胶布固定，每日换药 1 次。

【适应证】偏头痛。

★方六

【配方】吴茱萸 10 克，米醋适量。

【用法】把吴茱萸研成细末，用米醋调成糊状，外敷于足底之涌泉穴，用纱布覆盖，胶布固定。每日换药 1 次，以 7 ～ 10 日为一个疗程。

【适应证】肝阳头痛。

★方七

【配方】鸡蛋 1 个，胡椒、艾叶各等份。

【用法】将胡椒及艾叶共研为细末，用鸡蛋清调成糊状，外敷于百会穴处，敷料覆盖，胶布固定。每日换药 1 次，以 5 ～ 7 日为一个疗程。

【适应证】风寒头痛。

★方八

【配方】白芷及荆芥穗各 12.5 克，穿山甲（图 2-231）、蝼蛄以及猪牙皂各 7.5 克，全蝎、僵蚕各 5 克，薄荷 2.5 克，冰片 1.5 克，蜂蜜适量。

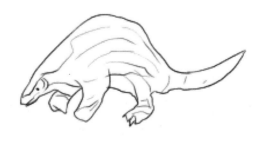

图 2-231　穿山甲

【用法】将白芷、荆芥穗、穿山甲、蝼蛄、全蝎、猪牙皂、僵蚕、薄荷共为细末，再加冰片搅匀，以蜂蜜调成糊状，每次取适量，外敷于太阳穴处，敷料覆盖，胶布固定，每日换药 1 次。

【适应证】头痛。

★方九

【配方】白芷 10 克，面粉 6 克，细辛 3 克。

【用法】把白芷、细辛共研为细末，加面粉拌匀，炒热后做成饼，趁热外敷于疼痛处，敷料覆盖，以胶布固定，每日换药 2～3 次。

【适应证】偏头痛。

★方十

【配方】全蝎 2 个，五倍子 15 克，地龙 6 条，蝼蛄 3 个，生南星、生半夏、白附子各 30 克，木香 9 克。

【用法】将上药共为细末，加 1/2 面粉拌匀，每次取适量，以黄酒调和制成饼，外敷在太阳穴处，敷料覆盖，以胶布固定，每日换药 1 次。

【适应证】头痛。

★方十一

【配方】乳香、蓖麻仁各等份。

【用法】将乳香及蓖麻仁共捣烂如泥，每次取适量制成饼状，贴敷在两侧太阳穴处，敷料覆盖，以胶布固定，每日换药 1 次。

【适应证】头额疼痛。

★方十二

【配方】草决明 6 克。

【用法】把草决明研为细末，用浓茶水调成糊状，外敷在太阳穴处，敷料覆盖，胶布固定，每日换药 1～2 次。

【适应证】头痛。

★方十三

【配方】连须葱白 15 克，生姜、淡豆豉以及食盐各 10 克。

【用法】将连须葱白、生姜、淡豆豉以及食盐共捣烂如泥，做成饼状，烤热后贴敷于脐部，敷料覆盖，以胶布固定，每日换药 1～2 次。

【适应证】头痛。

★方十四

【配方】食盐 100 克，嫩柏树果 50 克。

【用法】将嫩柏树果及食盐共捣烂，放入锅内炒热，贴敷在痛侧头部，敷料覆盖，胶布固定，每日换药 2 ～ 3 次，连续贴敷 5 ～ 7 日。

【适应证】偏头痛。

★方十五

【配方】巴豆肉 1 粒，蓖麻仁 10 粒，樟脑少许。

【用法】将蓖麻仁及巴豆肉共捣烂如泥状，加入樟脑调匀，制成圆形小药饼 2 个，分别贴敷于上星穴与痛侧太阳穴处，以敷料覆盖，胶布固定，24 小时后除去。局部发疱者可用消毒纱布覆盖，任其自行吸收，一般 3 ～ 5 日贴敷 1 次。

【适应证】偏头痛。

★方十六

【配方】生姜 3 克，吴茱萸 30 克，黄酒适量。

【用法】把吴茱萸研为细末，生姜捣烂如泥，混匀后放入锅中用黄酒炒热，外敷在双足底的涌泉穴，以纱布覆盖，胶布固定。每日贴敷 1 次，于晚睡前贴敷，次日早晨去掉，以 10 次为一个疗程。

【适应证】肝火亢盛之头痛头胀。

（3）药物贴敷的注意事项：通过药物贴敷法治疗头痛时，一定要注意调节药物的干湿度，过湿容易使药糊外溢，太干又容易脱落，通常以药糊为稠厚状、有一定的黏性为度。对伤湿止痛膏过敏者忌用伤湿止痛膏固定。敷药之后局部出现皮疹、水疱等反应者，应停止外敷，保持皮肤清洁，在必要时给予适当处理，防止感染等。应用药物贴敷法应根据其适应证和禁忌证选择患者，切忌有禁忌证者进行药物贴敷治疗，有皮肤破损、皮肤过敏史者，以及伴有出血倾向疾病者等，都不宜使用药物贴敷法。药物贴敷法应根据病情的需要，在医生的指导下，了解注意事项后辨证选药贴敷，不加分析地乱贴不但不能达到治疗头痛的目的，还能引发不良反应，这是应当特别注意的。另外，药物贴敷调治头痛的作用很有限，临床上应注意同其他治疗调养手段配合应用，以使临床疗效提高。

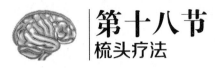

第十八节
梳头疗法

用梳子在头部相应部位循经走穴，通过梳、刮、按以及揉等物理刺激和生物的感传作用，使头部经络畅通，降压通脉，活血化瘀，软化动脉血管，松弛紧张心理，调节大脑功能，益肝补肾，健脑安神。经验表明，梳头按摩对全身疲倦、眼耳鼻咽病、月经期、肺炎、感冒、伤寒、痉挛以及精神紧张等导致的头痛均有立竿见影之效果，对三叉神经痛、神经衰弱、偏头痛、癔症和癫痫、脑膜炎后遗症、高血压以及心脏病等引起的头痛能很快缓解（图 2-232）。

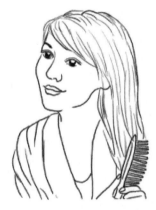

图 2-232　梳头疗法

（1）患者坐或者站立，全身放松。

（2）持梳呈 45°，梳齿深触神庭一区、百会区、率谷区，由上而下，由后向前梳刮各 3 分钟，每分钟 80 次。

（3）持梳呈 45°，梳齿或者背深触百会穴至哑门穴，两侧风池各梳刮 2 分钟，每分钟 60 次。

（4）持梳呈 90°，梳齿深触头维到风池穴，沿耳后弧形条带（双侧）从前向后梳刮各 2 分钟，发热为宜。

（5）持梳呈 90°，刮拭或按揉太阳穴、曲鬓穴以及头维穴各 2 分钟，每分钟 60 次。

（6）用手按揉耳部神门穴、缘中以及玉枕穴各 100 次，发热为宜。

（7）整体调理经气，持梳呈 45°，以百会为中心，分别向神庭穴、曲鬓穴（双侧）以及哑门穴，前后左右呈放射状刮拭，发热为宜。

梳头时通常用厉梳法，即加强按压力，力度均匀；对年老、体弱、孕妇以及儿童宜用平梳法，即按压力适中。梳理结束宜饮一杯热开水，以补充消耗水分，促进新陈代谢，注意休息，防止复受风寒。

参考文献

[1] 高山，倪俊. 头痛 [M]. 北京：科学出版社，2010.

[2] 林傲梵，谢英彪. 头痛预防与治疗 175 问 [M]. 北京：人民军医出版社，2013.

[3] 苏维霞. 头痛眩晕对证自疗 [M]. 北京：人民军医出版社，2010.

[4] 崔承斌，邢孝民. 图解偏头痛针灸推拿治疗 [M]. 北京：人民军医出版社，2010.

[5] 赵永烈. 不再为头痛而头痛 [M]. 北京：金盾出版社，2012.

[6] 刘长信. 5 招去头痛 [M]. 北京：北京科学技术出版社，2013.

[7] 相世和，王广尧. 独特疗法调治头痛头晕 [M]. 长春：吉林科学技术出版社，2010.

[8] 张广德. 养生运动处方——头痛 5 分钟预防与助疗法 [M]. 北京：高等教育出版社，2010.

[9] 薛亮，蔡鸣. 头痛合理用药与调养 [M]. 北京：金盾出版社，2015.